今天遇見第三人生

오늘도 요양병원에서 인생을 만납니다

金珍賢 著　林季妤 譯

長照醫師在診療時記錄生老病死每一刻，
讓你學會照護長輩、從容迎接晚年生活

推薦序

潘懷宗｜教授 / 博士 / 中廣健康節目主持人

我父親去世時享年 90 歲，由於罹患失智症，除了不認識親人以外，大小便亦不能自理，最後幾年住進台北市立聯合醫院陽明院區的護理之家，我經常去陪伴他，作為患者家屬，也有著類似本書作者金醫師的生活體驗與感觸。

金醫師身為長照醫師與家庭照顧者之雙重身分，將日常所觀察到的生老病死記錄下來，和讀者分享。閱讀此書，可以了解老年生活樣貌，學會同理心及如何陪伴與照護長輩，不僅是寫給照護者，也適合給正走入或即將邁向老年生活者的重要參考指南。

林振冬｜柳營奇美醫院行政副院長

步入超高齡社會，如何安度晚年已成為迫切的議題。不論是自己即將邁入樂齡，還是肩負照顧長者責任的家屬，讀者都能在本書中找到值得深思的故事與見解。

從病房的真實案例，到日常生活的家庭照護，面對年齡增長的種種問題，作者結合專業背景與實務經驗，從陪伴者與照顧者的視角，以寶貴的建議與實用的應對策略，幫助我們更有準備地面對老年生活的抉擇。

郭大維 | 扶原中醫體系總院長

　　台灣於 2025 年正式進入超高齡社會，而受到高齡化的壓力，政府的長照服務也一直在與時俱進，各地也發展出長照的特色作法，本書作者透過在護理之家診療高齡患者時的點滴，將所見所聞的故事以及感受記錄下來，文字間浮出的畫面讓曾在護理之家、養護中心、長照中心進行過巡迴醫療的我相當有共鳴。我記憶最深刻的情境是一位兒女都在國外的長者對我說：「我只是老了，不是沒有了尊嚴。」他現在白天都在長照站（C 據點）參加活動，生活更充實。如同作者所言：「長照機構不再是沉重的終站，更是老年生命持續綻放喜怒哀樂、熱情生活的地方。」「執子之手，與子偕老」不僅是男女之間甚至與長者之間都通用，一起攜手笑看人生風景、一起享閱人生歷程，共同學會慢慢變老！

李絲絲 | 前誠品書店 Cooking Studio 資深企劃、自由文字工作者

　　身為資深的家庭照顧者，過去三十年我經歷了照顧臥床的父母，以及目前還是「現在進行式」照顧身心障礙的弟弟，這個心路歷程如人飲水，冷暖自知。弟弟三年前安置在精神護理之家，從急性、慢性病房，一直到長期機構安置，深覺長照之於「尊嚴、環境、生活品質」是身為病人家屬所衷心希望提升的。我也深深感觸，如果要將人生下半場實踐樂齡生活，一定要提早規劃，並先將自己的身心健康照顧好，才能有本錢照顧家人與分享正向人生。

推薦序

許禮安｜醫師 / 高雄市張啓華文化藝術基金會執行長

有護理師好友說：「等我老了，絕對不要去住安養機構！」我開玩笑回：「那你只能趁早自我了斷！你活得夠老，子女會把你送安養機構；沒有子女，政府會讓你住安養機構。」我到各大醫院對護理師演講安寧療護時，發現她們都不想活太老，我說：「那可由不得你！未來的長命百歲是躺著灌牛奶灌到一百歲！」

既然活在這個老化與少子化的時代已無可避免，因此更需要趁早學習和預作準備。我認為必須追求「但願健康到老自然死」。現在不努力改革安養機構以提供人性化的照顧，將來就會死在缺乏人性的管理規定底下！

高有智｜安可傳媒策略長＆《創新照顧》雜誌總編輯

這本書作者是一位韓醫師，也是照顧者，透過長照機構診療的隨想點滴，分享與長者共同經歷的日常與生命故事，帶領讀者貼近照顧現場觀察與思索。這不僅是醫師的人文隨筆，也是預習老後人生的關鍵課題，更提供照顧者思考照顧管道和方式。

雖然本書談的是韓國經驗，當台灣快速走向超高齡社會時，面對老化和照顧議題，同樣提供寬廣省思和體會。照顧是生活需求，也是生命省思。

作者序

護理之家的生活是什麼樣呢？

　　朋友們總帶著半好奇、半害怕的眼神向我提出這個疑問。提問的友人若介於 20 至 50 歲，感覺好奇的成分更大；若是 60 至 80 多歲，話中則藏著更多的畏懼。偶爾，有些朋友看到舉報長照機構環境惡劣的報導後，也會斷然表示「即使我老了，也絕對不去護理之家」，表現出極度的抗拒。然而無論是好奇、恐懼或迴避，這些心情都源自他們未曾親身造訪過「長照機構」這個未知空間。

　　長照機構時而是人們備感好奇的空間，時而是令人不願想像的可怕未來，但對於生活在其中的患者而言，每一天都是奮力延續生命的熾熱現場，而我，便是每日與他們一起穿梭其中、在護理之家服務 11 年的韓醫師[1]。

　　11 年前，還是 30 歲青年的我開始在護理之家看診，首

---

[1] 韓醫學為朝鮮半島的傳統醫學，結合傳統中醫體系與當地固有的鄉土醫學發展而成。

度直接面對人們的晚年。在此之前，我在進行義診或任職於韓醫院期間，也見過不少上了年紀的患者，但他們的身體狀況尚能自行活動，能步行或搭車前來就診，並親自說明症狀。嚴格來說，這些長輩其實就是年紀稍長的壯年。我認為，在這個時期過後，少了他人幫助，日常生活會日益困難，直到臨終之前的期間，才是真正的老年人生，也是我想在本書中分享的、人們在長照機構度過的時光。

年邁的生命向懵懂青年拋出許多他未曾思考過的哲學問題。過去11年間，護理之家韓醫師這個身分是我維持生計的一份履歷，也是為那些提問尋求解答的人生修煉旅程，而那些一路甘苦與共的年老患者，更欣然成為我修煉過程中的摯友與明師。我這個年輕的韓醫師從這些生老病「師」（居住於長照機構、年老抱病的老師們）身上獲得的學習和體悟，無異於一份禮物，幫助未來也將邁入老年的自己做足準備。

CHAPTER 1「與生老病『師』相伴的日常」，是我在護理之家為年長患者診療時的對話及簡短隨想。我記下這些人生前輩向年輕朋友訴說的有關生命、老邁及患病的教誨，希望透過他們跨越年老和病痛、對生命抱持希望和意志的美麗故事，告訴那些對長照機構投以抗拒和恐懼眼光的人們，長照機構也是許多人感受著喜怒哀樂、熱烈生活的空間。

CHAPTER 2「預習老後人生的關鍵課題」，講述我在護理之家這個空間中，一邊看盡老年百態，一邊對「更好的晚年生活」作出的思考。每個人的人生皆充滿無常，唯一的共通點便是「人人都將迎向晚年並死去」，這也是無法迴避的事實。作為護理之家的韓醫師，我觀察這個社會在年邁生命的投影，透過親眼見到的生老病死，抱著為自己的晚年未雨綢繆的心態，去預習未來的時光。

CHAPTER 3「居家照護與長照機構的抉擇」，記錄我身為一位女兒與兒媳的居家照護經歷，以及作為護理之家韓醫師在長照機構的經歷。「為了妥善照顧生病的父母，應該選擇居家照護還是長照機構？」本章包含我作為過來人與從業者的苦惱，以及關於將來自己垂垂老矣、需要他人協助時，該為自己和家人做出什麼樣的決定，在這當中的種種考量與糾結。

透過書中「生老病師」以自身生老病死講述的人生教誨，衷心盼望能為所有正準備迎向晚年生活的讀者們，提供些許的幫助。

金珍賢

*注意：書中所有人物皆使用化名或暱稱；而英媽即作者自喻。

目錄

- 002 推薦序 ｜ 潘懷宗
- 002 推薦序 ｜ 林振冬
- 003 推薦序 ｜ 郭大維
- 003 推薦序 ｜ 李絲絲
- 004 推薦序 ｜ 許禮安
- 004 推薦序 ｜ 高有智
- 005 作者序 ｜ 護理之家的生活是什麼樣呢？

CHAPTER 1　與生老病「師」相伴的日常

- 012 生存者 —— 高齡重病患者的生存意志
- 016 孩子的母親 —— 說不完的懷孕育兒經
- 022 百歲之歌 —— 傾聽高齡者的身心歷程
- 026 通往以馬忤斯的路上 —— 信仰與心靈慰藉的力量
- 031 少女、阿姨和奶奶 —— 老化歷程的三身分視角
- 035 一位老兵的故事 —— 度過寧靜安逸的晚年
- 039 螞蟻與蝨斯 —— 老後生活型態與風險預防
- 043 露薇花的眼淚 —— 醫者如何陪伴患者度過人生的寒冬
- 048 攜手同行 —— 跨越生老病死的堅毅愛情
- 053 病房裡的藝術家 —— 從藝術看見老年人的需求
- 058 我們對抗新冠肺炎的姿態 —— 長照機構的疫情應變

…

CHAPTER 2　預習老後人生的關鍵課題

- 064 上壽的祕密 —— 健康長壽的生活原則
- 069 美麗堅強的女性 —— 值得老後驕傲的過生活
- 076 帥氣可敬的神力女超人 —— 樂齡社群互動健康更有助益
- 080 老奶奶的守護者 —— 家人陪伴與支持者
- 086 愉快的「心意」 —— 提升晚年幸福感的心理照護

091 一杯溫暖的咖啡 —— 照服員陪伴的療癒力量

097 美麗的失智症 vs 哀傷的失智症 ——
　　失智症的多重面貌與照護

102 晚年規劃三大祕技 —— 財產×肌力×心靈的長照備戰術

108 神的命運 —— 禱告成為身心靈照護的力量

114 安寧善終，壽終正寢 —— 如何為生命最終章做足準備

119 50 年後的我 —— 透過音樂預習人生的每一段

125 意志和執著 —— 與其戰勝病痛，不如學會與之共處

…

CHAPTER 3 居家照護和長照機構的決擇

132 19 歲，戰爭遺孀 —— 照護現場被重新觸動與療癒

138 奶奶臨終之際 —— 面對親人離開的告別方式

143 照看岳父 —— 家庭照護者的身心挑戰與調適

150 照護日記 —— 看護和自己之間的關係

161 照護人，獨生子 —— 單一照護者的身心壓力

169 愛的真義 —— 同理心，不忘初衷的心

175 照護的痛苦 —— 避免長照悲歌再次響起

181 長照未完成的煩惱 —— 誰來照顧我老去的父母？

187 不孕了的哭泣 —— 倫理與社會觀感的衝突

196 後記｜藉由信任關係預習晚年

198 附錄｜選擇長照機構須知

201 參考文獻

CHAPTER 1
與生老病「師」相伴的日常

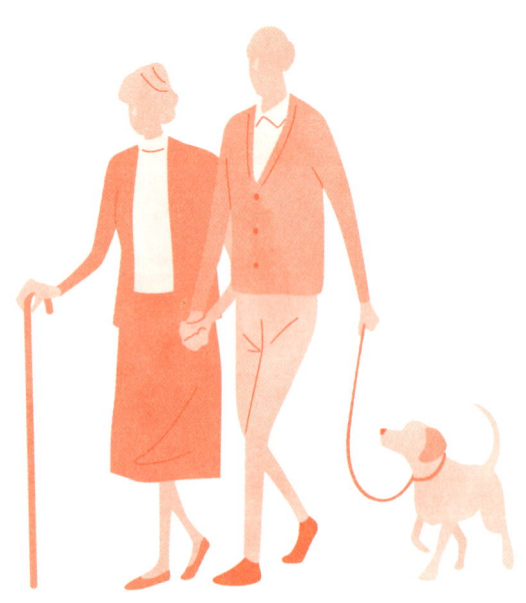

本章源自我在護理之家診療高齡患者時
的點滴對話與片刻隨想，
記錄這些人生前輩談論生命、衰老與疾病的故事。
他們或許身處病榻，卻依然懷抱希望與意志，
勇敢跨越年邁與病痛。
透過這些動人的故事，我希望傳達：
長照機構不再是沉重的終站，
更是老年生命持續綻放喜怒哀樂、熱情生活的地方。

生存者

高齡重病患者的生存意志

英媽：「哎呀！眼角又冒出皺紋了，我真的不想變老啊！」
老公：「是嗎？不想變老的話，就只有一種方法。」
英媽：「什麼方法？到底是什麼方法？」
老公：「就是趁年輕時死掉。」

聽完先生的回答，我只花 1 秒就改變主意：「我一定要一直變老！」幾年前，從醫學生轉職為耶穌會神父的徐明遠神父的訪談[1]，讓我留下了深刻印象。即將從醫學院畢業那一年，神父在魁北克醫院大體解剖室目睹無數死亡之後，選擇走上神父的道路。在採訪中，他談到作為一名修道者對於死亡、生命意義的省察，揭露了存在的理由，並建議人們正視死亡。神父因面對死者的經歷而走上修道之路，儘管我遠

1　見參考文獻 1。Baik Sungho，〈「解剖 350 具屍體讓我看見人生。」攻讀醫大 6 年，這位男子的去向〉，中央日報，2021.01.01。

遠無法與他的境界相比，但身為每天觀察衰老與病痛的醫療工作者，我也常省思人類的生老病死，所以對神父明確精闢的見解深有同感。

　　無論多麼近距離觀察衰老、疾病與死亡，我至今依然覺得晚年生活似乎是他人的事，但至少清楚認知到自己不可能永遠不變老，而是領悟到在年輕時應當活得更有意義，並做足準備去迎接老邁、疾病與死亡的過程。在護理之家，我省察衰老並得出一個結論：「老去，便是活過年輕時光的證據。」我們沒有英年早逝、活了下來，才能度過青春年少，邁向如今的蒼老。

　　一位腿腳不便、長年坐在輪椅上的爺爺，年輕時曾遭到強制徵召，被送往日本，聽他憶起過往，才知道他是同伴中唯一倖存下來的人。而生養了5位兄妹的老奶奶，因艱苦務農維持生計，導致腰背佝僂，甚至無法臥床。她也曾說起在韓戰[2]漫天砲火中背著孩子們逃難的往昔。每當我聽著長輩談及逃往山中、緊抱木樁，在莎拉颱風[3]中撿回小命的舊事，或感染霍亂、傷寒而險些喪命的經歷，看著病服下瘦弱老邁

2　發生於1950～1953年，又稱625戰爭，為南、北韓間的劇烈戰事，對朝鮮半島政治影響深遠。

3　發生於1959年的強烈颱風，令南韓與日本損失慘重。

身軀中,那百折不撓的生命力及面對生命的意志,我的敬畏之心便不禁油然而生。

護理之家的長輩,都是從糧食青黃不接的年代[4]、日帝強占期[5]乃至韓戰時期堅持下來,克服過無數天災、事故和疾病而生存至今的倖存者。儘管如今身體老邁、神智恍惚,一步也離不開病榻,他們卻是毫不停歇走過人生艱難道路的堅韌之人。若將人生比喻為戰爭,他們便是身經百戰、活到最後的沙場老將。老兵不死,只是如今在長照機構中度日。雖然他們總是淡然感嘆:「我也不知道怎麼就活到把年紀了。」但在年輕時,為了守護自己與所愛之人,他們都一再跨越死亡,走過熱烈的人生旅程。

在年紀稍長才生下第一個孩子,讓我對生命的執著,也堅定了意志,在年幼的孩子順利長大前,我一定要活下去。在我的奶奶和外婆過世時,年近花甲的父母忽然成為失去母親的孩子,好一陣子都無法正常過日子。母親的離去,對上

---

[4] 朝鮮半島的耕作條件不算優渥,每年春末夏初,去年存糧已消耗完畢、當年穀麥尚未收穫的時期經常造成嚴重飢荒,傳統上被稱作「春窮期、麥嶺期」。此現象在一戰後的日本殖民時期至韓戰期間都格外嚴峻,導致民不聊生,1950年代後,社會動盪漸漸平息,才逐漸改善。

[5] 發生在1910～1945年,日本帝國時期積極向外擴張,統治朝鮮半島長達35年。

了年紀的子女都是難以接受的痛苦，何況對一個小孩子來說，那會是多大的悲劇？如此巨大的不幸，想必會對孩子的幸福成長造成莫大威脅，因此我告訴自己一定要長命百歲、不斷地變老，直到孩子能夠堅毅地面對母親的亡故。

　　孩子啊！年老，就是媽媽盼望長長久久愛你所付出的努力。

樂活筆記

- 即使年老與病痛纏身，也有人選擇把握當下活下去，做足準備迎接老邁、疾病與死亡的過程。
- 巨大的不幸，想必對孩子的幸福成長造成莫大威脅，因此必須告訴自己一定要長命百歲，直到孩子能夠堅毅地面對父母的亡故。

生存者

孩子的母親

說不完的懷孕育兒經

在護理之家工作 10 年,我最幸福的時光即屬懷著孩子那 10 個月。40 歲的孕婦高齡產子,的確讓許多人十分擔憂,加上韓醫師的工作需要不斷地彎腰、起立,敏感又痛苦的妊娠反應更令人心疼。

然而在我懷孕初期,即使因孕吐而渾身乏力,只要去查病房,我就會奇異地充滿力量;即使食慾不振、腸胃絞痛,讓我提不起精神,只要一看到患者的臉,還是會不由自主地露出微笑。我想,說不定自己天生就是護理之家韓醫師體質吧!

妊娠反應結束,胎動期也隨之到來。由於曾經流產,每次去婦產科進行定期產檢時,我總是不敢好好地端詳超音波儀器的螢幕,唯有當自己聽見孩子有力的心跳聲「撲通、撲通」,才會小心地將眼睛睜開一條縫、鬆了一口氣。

某天，孩子咚咚咚地敲響我的下腹，第一次向為了小小生命提心吊膽的母親羞澀地打招呼。隨著肚子日益隆起，孩子也在他漸漸寬敞的遊樂園中咻咻地游泳，宣告著自己健康的消息。儘管如此，每到我查房會診的時間，孩子就會安靜下來：「媽媽，不要擔心我，好好工作吧！」孩子的貼心叮嚀彷彿順著臍帶傳入耳際。

時間飛逝，接近臨盆時，我懷孕的事在病房裡奶奶們都知道了。往往我一踏進病房，每個人都會眉開眼笑地歡迎我，縱使老人家原本因病痛而面容扭曲，只要一見到我，不，是一看見我的肚子，便會笑逐顏開。我一推開門便率先挺進門內的足月大肚子，成為打開奶奶們塵封記憶的鑰匙，喚醒了她們往日生產和育兒的故事。

> 奶奶1：「我生了6名兄妹。白天下田，晚上就織布補貼家用。快生的時候，我坐在織布機前頭，和南山一樣高的肚子老是頂到機器。6名孩子都是我這樣做著針線活生下來的。」
> 奶奶2：「我在大半夜生下大女兒，隔天一早還為公公下廚做飯，接著馬上就出去種地幹活了。因

為生的是女兒，我連海帶湯[1]都沒得喝，真叫人傷心。直到隔年生了兒子，才好不容易喝上那碗海帶湯。」

奶奶3：「我們大肚子醫師來啦！這小傢伙是兒子還是女兒？一定要兒女雙全啊！兒子會掙錢替我交醫藥費；每當我想念孩子時，女兒就會買禮物來看我。兒子可靠、女兒體貼，都很好。這回順利生完，下回再生一個吧！」

奶奶4：「我們家沒什麼錢，要養大5名兄妹真是吃盡了苦頭，但年輕時真好啊！那時整天蹲在田裡工作，害我的膝蓋現在老疼了。還是老頭子腿腳壯實、可以四處走動那時候，能跟孩子們住在一塊的日子最好了。」

奶奶5：「就算是我懷孕、挺著大肚子那時候，還是得下田種菸草，雖然種菸草比其他農活辛苦些，但能賺錢呀！孩子們讀書都很爭氣，每次都考第一，讓我開心地工作時，都不覺得累啊！」

除此之外，奶奶們還向我講了許多生兒育女的事情，我只寫下幾則立刻浮現在腦海的故事。若說預備役一聊起軍

---

[1] 在韓國，人們認為海帶湯有助孕婦產後去除瘀血、調理身子，是不可少的月子餐。

CHAPTER 1 | 與生老病「師」相伴的日常

隊就會滔滔不絕，那麼媽媽們就有說不完的懷孕和育兒經，最艱苦的時光，就是最深刻的人生故事。我的寶寶在肚子裡就讓不認識的奶奶們送上喜悅，使她們找回往歲月中被遺忘的、身為母親的記憶，重溫作為孩子母親的年輕時光。

寶寶還贈與「母親」這個名字給我。第一次聽見孩子叫出「媽媽」的那天，激動心情實在難以言喻。然而育兒過程有多快樂，就有多疲憊，生養子女的工作需要母親付出巨大的努力。透過這段過程，我領悟到世上所有人都是某人以犧牲與愛悉心澆灌，才得以成長的珍貴存在。

隨著孩子成長，母親也逐漸老去。護理之家中多病的老母親依舊時時想著孩子，比起埋怨自己住進陌生的醫院，更擔心醫藥費會成為子女的負擔。此外，母親也總會抱怨自己的長壽，怕活太久拖累了子女，卻又為照片中的兒女、孫子自豪，顯得格外幸福。

縱使臥病在床、動彈不得，她們仍不停地為子女祈禱。一位母親、年邁的母親，直到與世長辭那一天，依然傾盡全力愛著自己的孩子。

總有一天，我也會和護理之家的長輩一樣成為年邁的母親。我希望能與孩子一起製造更多珍貴的回憶，來填滿老年的病榻，那麼當累人的育兒期結束時，我也會加倍感激。

此外，到了晚年，我也會告訴孩子，只要能告訴我這個不完美的母親，你已好好長大成人，便已盡了孝道。比起花費太多心神撫養我這個老母親，我更想囑咐孩子要為了自己能幸福生活而努力。

有一回巡房時，一位奶奶忽然改口叫我「孩子的媽」。平時總被稱作「醫師」的我雖然有些慌張，但聽見這親切的稱呼後，也立刻揚起微笑，回覆道：「是！我就是孩子的媽，金英媽媽！」

奶奶們和我都擁有「母親」這個永恆的職業。年輕時，我們是盡心撫養子女的孩子媽媽；年老時，我們也會隨著孩子的成長而衰老、皺紋滿面；在百年之後，則會是他們思念不已的母親。

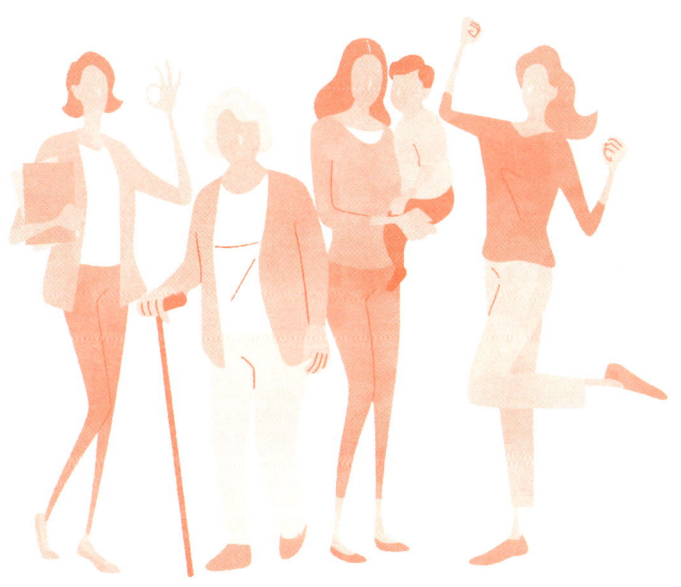

> **樂活筆記**
> - 媽媽們總有說不完的懷孕和育兒經,最艱苦的時光就是最深刻的人生故事。
> - 生養子女需要母親付出巨大的努力,在這過程中可以領悟到世上所有人都是某人以犧牲與愛悉心澆灌,才得以成長的珍貴存在。

百歲之歌

傾聽高齡者的身心歷程

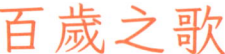

　　護理之家中，有位即將迎來百歲大壽的老奶奶。雖然因腿部疼痛，必須整天臥床，但她在治療後總不忘對我們道聲「感謝」。由於她是我們院中年紀最長的老人家，我喜歡用「老大姊」來稱呼她。

　　護理之家每個月都會舉行一次聯合生日會，當天只剩不能久坐的老大姊和幾位患者留在病房。見到我走進床邊，老大姊便向我吐露想去參與生日會的心情。

奶奶：「我也好想參加生日會，唱歌跳舞。」
英媽：「您今天在發燒，身體也不太舒服，下個月生日會再一起去吧！」
奶奶：「不然，我就在這裡唱首歌吧！怎麼樣？」
英媽：「當然好呀！讓我們也聽聽老大姊唱歌吧！」

話音剛落，老大姊立刻引吭高歌。我不由得大吃一驚，她剛才無精打采的模樣消失無蹤，清脆宏亮的歌聲從她口中響起。那首〈歌謠恰恰恰[1]〉唱的是人們應該趁年輕盡情玩樂，我還來不及勸阻，奶奶又緊接著高歌一曲！在聽眾們的掌聲中，老大姊又興致勃勃地來了一首〈漂泊者的悲哀[2]〉。

　　聽著奶奶嘹亮的歌聲，我忽然覺得腦中彷彿亮起了一盞明燈，難道這就是佛教所說的「頓悟」嗎？這些年來，我始終為一個疑問所困：「此時此刻，我究竟該為當下而活，還是為未來而活？」似乎就在這時找到答案了。

　　二十來歲、正值青春年華的那段日子，我為了未來刻苦奮鬥，總是又忙碌又疲憊。然而當未來化為現在，與預期大相逕庭的結果，卻令我沮喪。無論我再怎麼強力主張「carpe diem」（拉丁文格言，指「把握當下、及時行樂」，是電影《春風化雨》著名台詞），下定決心只專注於今日，每當對未來準備不周的恐懼倏然出現，仍不禁畏懼退縮。對於在人生道路上迷惘徬徨的青年，百歲老大姊送上這樣的溫暖建言：

1　韓國演歌歌手周炫美的作品。
2　韓國演歌歌手白年雪的作品，曾被翻唱為國語歌曲〈風淒淒意綿綿〉。

人生道路其實不長，別斤斤計較地爭吵不休，
也不要為了賺錢和成功費盡力氣，
不留遺憾地享受這一刻吧！
不見得笑到最後一刻才是勝利，

每天都能笑口常開的人，才活得精彩。
活到百歲驀然回首，
每個人的人生都有如漂泊者的旅途，
不要害怕吃苦，也無須畏懼寂寞。

有人說，夢的真義在於如何解夢，老奶奶一首輕快的歌謠中或許承載許多意義，但活過百歲的她選擇這首曲子，讓為了生活苦惱不已的晚輩有極大共鳴。不久後的春天，老大姊也放下漂泊者沉重的行囊，闔眼長眠。

「人生行樂耳。」這是出自《漢書》的名句，意味著「人生在世應及時行樂」。我們的人生太過短暫，無暇為當下苦惱、為未來不安，即使活過百歲高壽，回顧過往歲月仍會留下遺憾。

與其後悔未能成為富豪、未能出人頭地，我更擔憂自己會懊悔無法更熱烈地去愛、更朝氣蓬勃地活過年輕時光。唯

有不浪費今日，滿足於每個微小又可貴的幸福，如此一天天地積累，我百歲的人生才會充滿幸福。

每當我驀然對未來感到迷茫不安，總會靜靜回想老大姊如遺言般留下的歌詞。會出現擔憂未來的心情，說不定正是因為我們疏忽了此時、此地和眼前的人們。

今天的我，也下定決心享受現在，熱愛我的工作，和珍貴的人一起幸福地生活。

> **樂活筆記**
> - 與長者相處，是傾聽人生歷程，也是學會慢慢變老。
> - 把握當下，下定決心享受現在，熱愛自己的工作，和珍貴的人一起幸福地生活。

通往以馬忤斯的路上
信仰與心靈慰藉的力量

　　我任職的醫院對面有一座教會。每天早晨,我都會看著豎立在教會屋頂上的巨大十字架,為家人的健康和患者的平安祈禱。

　　那是一個沙塵漫天、漆黑得有如深夜的早晨,也是我活了這麼久難得見到一兩回的怪異天氣。那天,我也和往常一樣看著窗外祈禱,突然間,十字架屋頂下的頂樓亮起了燈光,平時教會的屋裡總是關著燈或垂著窗簾,看不見內部。緊接著,我大吃一驚,赫然發現屋中的耶穌像正看著我。一想到就如我注視著教會一般,耶穌也一直凝望著我,我內心既是害怕又是欣喜。

　　在人生中,我也曾經歷過淒風苦雨的一天。第一次懷孕時,我抱著喜悅的心情去婦產科產檢,就連去查病房的時候,我的兩條腿也有如踏在雲端上那般幸福雀躍,豈料在當天最後一趟巡房之前,我接到一通電話。由於血液檢驗結果

低於正常值,顯示我正在流產,婦產科來電通知我盡速前往就診。我雙腿發軟、癱坐在走廊上,好不容易才撐起身體走向病房。

病房裡,一位老奶奶正坐在陽光明媚的窗前,認真地謄寫著聖經。老人家剛入院不久,我也只見過她一兩次,對這位患者還很陌生。我對老奶奶說道:「老人家,神是否真的存在根本沒人知道,何必這麼費力寫那種東西?」如此駭人的話語竟不自覺從我嘴邊溜出來,連自己都感到驚慌。但相反地,奶奶卻沒有半分動搖,神色依然慈祥地說道:「因為我相信有主,主便存在。」

安安靜靜的一句話觸動了我的心,奶奶似乎看出我動搖的眼神,讓我坐在她身邊,對我說起自己的往事。奶奶過去的生活滿是悲傷而痛苦,她說:「在那黑暗的日子裡,天主就是她唯一的安慰。」

奶奶虔誠的告白軟化我心中的利刃。否認天主、埋怨天主,也無法使我流產的孩子復活,我依然許久都難以踏進聖堂,面對天主誠心祈禱。那小小生命就在一絲光亮也沒有的黑暗洞穴中悄然消逝,這實在太過悲哀,讓我有時睡到一半都會喘不過氣,捂著胸口嚎啕大哭,怨懟主掌生死的神為何

不願垂憐、挽救我的胎兒。然而在聽見奶奶的告白後，儘管我依舊無法明瞭天主的旨意，但祂最鍾愛的兒子耶穌同樣經歷十字架痛苦的死亡後再度復活，這讓我再度擁有希望，只要不失去對愛的信任，相信我的孩子也會在最好的日子，以最好的模樣回到我身邊吧！

哭了幾個月，我才一點一滴平復心情，並再次決定倚靠天主，為懷上身孕祈禱。我開始九日敬禮，相傳不間斷獻上五端玫瑰經念珠禱告後，天主就會聽取祈禱者的願望。日復一日地度過1年，依然沒有懷孕消息，讓我一度陷入失望，但很快就重新振作起來。為了自己能獲得健康孩子的祝禱，不知不覺也轉變成為世界上所有不孕夫妻及其子女的禱告。

在獻上2850段念珠祈禱的那天，我已有10個月的身孕，懷上一個健康的孩兒。在流產的痛苦之中，我懷疑上主、埋怨上主，萬般煎熬地祈禱，而天主則在許久的沉默之後，以嬰兒美好的微笑給予回應。

此後，奶奶在我這裡接受數年的治療，她也會關照孩子的生日和安好，我們日益親近。在那天之後，她便不再提起自己的過往，唯獨那一天，在我人生最悲傷的那一天，老奶奶向一名陌生青年吐露自己的信仰，撫慰了她的痛楚。不久

後，奶奶也回歸天主的懷抱。在早已熟悉生離死別的護理之家，我頭一次為患者的逝去而流下淚水。

誠心祝禱，願您安息。

編織毛帽

雙手交錯、勾針不斷交織的玫瑰祝禱，
一段為母親，一段為孩兒，祈禱聲嵌入絲絲縷縷，
挑選色彩美麗的線繩，繡下祝願。

願羊毛帽承載兩個人的體溫，
暖和遙遠國度陌生孩子的寒夜，
在夢中相會時，請牢記我們手心的溫度。

若您中意用毛帽作為聖誕禮物的容器，
您的微笑就是給即將出世的孩兒莫大的祝福，
請緊緊抓住線團，投入媽媽的懷抱。

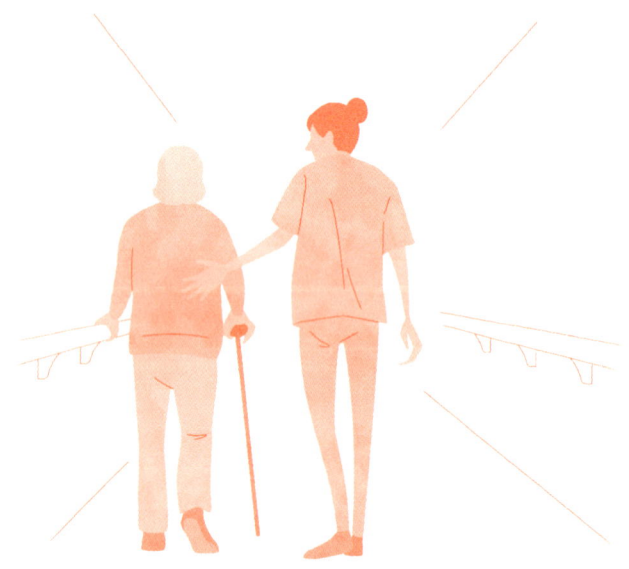

> **樂活筆記**
> - 有信仰的人,走向終點時多了安然與光亮。
> - 只要不失去對愛的信任,相信孩子也會在最好的日子,以最好的模樣回到身邊,
> - 讓告別不只是結束,而是一種圓滿。

少女、阿姨和奶奶

老化歷程的三身分視角

　　不久前，我偶遇多年未見的 30 年知己，因為太開心，我的眼淚嘩啦啦流個不停。經過 30 年歲月，朋友依然是當年我們分別時的模樣，用燦爛的笑容迎向我。朋友名叫「吳英心」，總身穿胸前畫著圓圈的黃色 T 恤，用大紅色蝴蝶結紮起頭髮，用下垂的眼睛開懷大笑。吳英心，其實是 1990 年電視卡通《英心[1]》的主人翁。在醫院用完午餐後的休息時間裡，我無意間點開 YouTube 發現英心，有如見到老朋友一樣開心極了。

　　在《英心》剛播出那年，我和她一樣是國中一年級的年紀，因此將所有情節都當成自己的故事。劇情演到老實的英心因好友具月淑和妹妹順心吃足苦頭時，我會一起抽泣；在她被男友王景泰告白時，我也一起想像將來的愛情故事。陪

---

[1] 原為漫畫家裵錦澤原創作品《十四歲的英心》，1990 年改編為動畫上映後大獲成功，成為韓國家喻戶曉的經典卡通，後亦改編為電視劇《Oh！英心》。

伴我一塊又哭又笑的小英心，仍是國一純真少女的模樣，而我卻已在不知不覺間變成一位 40 多歲的阿姨。

驀然間，我有些羨慕英心，就如當年會大聲跟唱的主題曲[2]所描寫的那樣，她停留在「想見的、想聽的都想立刻飛奔去見證，想了解的、想擁有的東西都好多好多」的青春年華，14 歲的英心讓我好生欣羨。倘若我回到擁有無限可能、能成為任何人的 14 歲，我也想再一次精彩地活出全新人生。

我一邊為午休時間的短暫邂逅感到惋惜，一邊開始午後的查房。一走進病房，一位老人家見到我便熱情地問候。

奶奶：「醫師！孩子有好好長大吧？」
英媽：「有的，托您的福，都很健康。」
奶奶：「小孩子該有多可愛呀！出門上班的時候，一定會很想他吧？」
英媽：「對啊！整天都很想他。」
奶奶：「醫師妳真好。」
英媽：「咦？」
奶奶：「真好，真羨慕醫師，現在正是人生最好的

---

2 見參考文獻 2。韓國動畫電影主題曲集錦，「Oh！英心」。

年紀呀!」

　　每回見到我,老人家總會這麼說。問過孩子的近況後,即反覆感嘆:「真羨慕醫師,正值最好的時光呢!」然而在我遇見英心的那一天,這句再平凡不過的問候聽起來卻截然不同了。

　　30年前的老人家與現在的我年紀差不多,就如同我見到14歲的小英心便不禁慨嘆「青春好時光」、渴望回到那時一樣,奶奶見到40來歲的我,也同樣感嘆著「真是最好的年紀」,憶起自己過往的模樣。老人家向我傾吐的話語,說不定也想向年輕時的自己訴說吧!英心、我和老奶奶各自相差30年的時光,在此時此地卻有著不謀而合的念想。

　　30年前的我和小英心很像,30年後的我心思也會和老人家相仿吧?既然對70多歲的我而言,眼下這一瞬間正是人生好時節,那麼44歲的我,又該以什麼樣的心情面對生活呢?

　　我希望自己能成為「想見的、想聽的都想立刻飛奔去見證,想了解的、想擁有的都好多好多」的44歲,活出「擁有無限可能、能成為任何人」的44歲。我要讓自己的44歲

少女、阿姨和奶奶

活得充實精彩,讓 30 年後、74 歲的我能為之驕傲,而當我成為 74 歲老奶奶時,也想要再預約往後 30 年健康、有活力的晚年。

昔日的少女、今日的阿姨及未來的奶奶!金英媽媽!今天也要努力為自己加油!

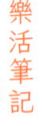 樂活筆記

- 每位長者的身上,都藏著曾經年輕的靈魂;年齡只是數字,身分的轉換則是一場精彩生命的歷程。
- 我的 44 歲活得充實精彩,讓 30 年後、74 歲的我能為之驕傲,而當自己成為 74 歲老奶奶時,也想要再預約往後 30 年健康、有活力的晚年。

一位老兵的故事

度過寧靜安逸的晚年

剛開始育兒的新手父母總不免對孩子說：「我們也是第一次當爸爸、媽媽，所以很不熟練，對不起喔！」而第一次住院、剛開啟長照機構生活的患者也不例外，他們無須多言，眼神中便透露出「第一次住進護理之家，一切都很生疏、很害怕」的不安。

對老人家而言，護理之家的生活確實讓人備感陌生。有堅持回家的老爺爺，杵在醫院的電梯中一動也不動；有連夜給兒女打電話的老奶奶，要孩子馬上接自己回家；然而有一位爺爺和他們截然不同，打從入院第一天起，就堅強地適應一切。

不輸當年的帥氣臉龐和紳士風度，讓爺爺贏得院中諸多奶奶的青睞。他會每天穿上運動鞋，邁著有力的步伐堅持運動，不僅三餐都吃得津津有味，也總是笑容滿面地接受醫療人員的照顧。有一天，正在接受診療的紳士爺爺向我說起過

往，我才曉得原來他是韓戰的參戰勇士，也是對國家有功的受勳者。

爺爺：「別看我這樣，625戰爭時，我參與過○○○戰役，還獲得了勳章呢！」
英媽：「哇！真了不起，我念書時也學過○○○戰役。」
爺爺：「那是一場惡戰啊！萬一輸了那場戰役，就不會有今天的大韓民國了。」
英媽：「老人家當年肯定是一位帥氣的軍人吧！」
爺爺：「嗯⋯⋯哪有什麼帥不帥氣的，那段時光實在太煎熬、太痛苦了。」

對紳士爺爺來說，他的青年時期就是保家衛國的自豪感，與慘烈戰爭的悲劇交織而成的傷疤。看見爺爺的臉色變得沉悶，我便不再提起戰爭的事。

然而，即使是在沙場大難不死的老將也無法承受歲月的重擔。總是精神軟弱的他漸漸失去體力，總會對周遭人胡亂揮舞拳頭，不斷地怒吼著：「那些赤色分子[1]要殺我，救救我

1　韓戰時，南韓受自由民主國家支持，北韓則受共產國家援助，赤色分子即是指共產主義者。

啊！」每當聽見爺爺的高喊穿過病房、響徹走廊，我便不禁想起戰爭在我的家人心中留下的傷痛。

　　我爺爺也是韓戰時期的參戰勇士，也獲頒了國家有功者[2]勳章。1950年，還是19歲高中生的爺爺自願參軍，12月便戰死在最前線，而且爺爺的遺骸未能尋獲，顯忠院[3]裡只能供奉他的靈位。不久前，國家報勳部[4]向有功者的家庭寄送「國家有功者之家」的牌匾，每次思念爺爺時總會偷偷拭淚的父親，將那塊牌匾掛在我家大門前，又一次紅了眼眶。

　　小時候每到顯忠日，我牽著奶奶的手來到忠魂塔前，都不禁思索：「為什麼爺爺要自願去參軍？要是爺爺還活著，奶奶跟爸爸就不用這麼辛苦了。」長大後，我才逐漸明白，爺爺參加韓戰並非為了崇高的政治理念或思想，而是為了守護臨近戰線的故鄉村鎮，守護父母和妻子，守護剛滿百日兒子的性命。直到飢寒交迫、陣亡在戰場的那一天為止，他都

2　韓國政府向為國犧牲或對國家有特殊貢獻者贈與勳章或補助，稱為「國家有功者」。
3　隸屬韓國國防部的機關，為殉職軍人墓地。顯忠日則是悼念殉職者的國定紀念日。
4　韓國行政機構，主要業務為對國家有功者及退役軍人的相關補償政策。

在思念家人,夢想著能過上平凡安樂的日子。

我的爺爺、紳士老爺爺,以及活在 1950 年代的大韓民國勇士們,為了保衛家國,在槍林彈雨的戰爭中賭上自己唯一的生命,奉獻青春奮勇抗戰。供奉在顯忠院裡的無數墓碑,還有無法找回遺骸的無名勇士塔上密密麻麻的每一個名字,都是某人寶貴的兒子、珍愛的先生和思念的父親。今日我們目睹了大韓民國的繁盛,享受著和平的日常,獲得夢想未來的機會,這一切都必須感念他們高貴的犧牲。我再次領悟,能與家人圍坐在桌邊,一起享用今天的晚餐是多 珍貴的禮物。只能再度合掌,深深地感謝。

我誠摯盼望紳士爺爺記憶中的戰爭早日結束,獲得寧靜安逸的晚年。

> **樂活筆記**
> - 能與家人圍坐在桌邊一起享用晚餐,是多麼珍貴的禮物。
> - 參加韓戰並非為了崇高的政治理念或思想,而是為了守護臨近戰線的故鄉村鎮,守護父母和妻子,守護剛滿百日兒子的性命。

螞蟻與蚱斯

老後生活型態與風險預防

　　閱讀繪本，是孩子剛開始牙牙學語時最重要的工作之一，睽違數十年，我重新翻開以前讀過的童話故事。前幾天，我閱讀《螞蟻與蚱斯》，這則寓言講述的是整個夏天都汗流浹背、辛勤工作的螞蟻，到了嚴冬就能窩在溫暖的家中吃飽喝足；而夏季裡貪玩的蚱斯，到了冬天就必須忍受飢餓與寒冷。故事包含教導孩子不可偷懶，應當努力工作、未雨綢繆的教誨，然而，我卻無法輕易對孩子說出：「要像螞蟻一樣努力過生活」這種訓誡。

　　在醫院中，我每天都會遇見無數年老的工蟻，見到許多年輕時付出一切，為家庭犧牲奉獻的父親和母親。即使他們不曾吐露辛勞，只要一看見他們伸出的手、肩膀、膝蓋與腰背，我也能立刻明白他們這輩子活得多麼勤奮。

　　他們說，年輕時再辛苦也不覺得疲憊，即使累了，只要喝杯咖啡就能立刻精神百倍。但勞累造成的宿疾早已不知不

覺地完整刻進身體，導致晚年更是痛苦萬分。有一天，一位老人家突然握住我為她扎針的手，這麼說道。

奶奶：「醫師，整天看診一定很辛苦吧？」
英媽：「這是我的工作，也是我的職責呀！」
奶奶：「別太勞累，我現在的身子已經傷得太重，不管做什麼都好不了！」
英媽：「別說這種話，這不就證明您過去很努力生活嗎？」
奶奶：「沒錯，但勳章只有傷痕。醫師，不要為了賺錢而過度辛勞，記得帶孩子多吃點好吃的，多去好地方走走，開開心心地過日子。」
英媽：「好，我一定會。」
奶奶：「沒有什麼比歲月更無情。人老得很快很快，不要等老了才來後悔。即使山珍海味擺在眼前，牙齒不好，根本吃不下，膝蓋也疼，哪兒都去不了。」

過去比任何人都勤奮過活的老人家，向護理之家中遇見的年輕工蟻，諄諄囑咐不要過度勞累。她這一番話，聽起來就像在開導過去不懂光陰無常、只知忙於生計的自己。

小時候閱讀寓言故事《螞蟻與蚱斯》，獲得的教訓非常明確：「不要像蚱斯一樣貪玩，要像螞蟻一樣勤奮工作，為未來做好準備。」但年過40再次翻閱，這番教誨卻令人有些困惑，別說告誡孩子應當如何生活，其實連自己都尚未找到正確答案。在病房裡遇見的人生前輩，即以自己滿是傷痛的身體提出溫暖建言，希望另一名年輕人不要太晚才尋得正解，得不留悔恨地體會人生。

　　小時候，我總以為只要到20歲、成為大學生就會獲得幸福。上大學後，認為只要找到一個好工作就能幸福；直到畢業後有了工作，又覺得好像必須賺大錢，才有幸福人生。每天受困在他人的視線和評價中，渴望獲得全世界都認可的成功，就這樣度過青春年華。

　　我們以為只要達成目標就能苦盡甘來，但是，這不過是另一個循環的開始，每段旅程盡頭總有另一個目標在等待，我們往往預定明天的幸福，卻犧牲今天的美好，回頭一看，才明白人生本來就是一山還有一山高，有時千辛萬苦翻過山嶺，卻發現另一頭只是一片意想之外的荒涼。

　　某一天，在山腳下偶遇一名生老病「師」，喊住了正莽莽撞撞奔跑的我，讓我停下腳步，他說：「不要誤以為自己

這輩子不會衰老、不會死去，彷彿能永遠活下去似地，老向著山頂拼命攀爬。妳得記得駐足享受這一刻山巒的美麗，呼吸新鮮空氣，慢慢向前走，將一去不復返的珍貴時光盡收眼底。」

樂活筆記

- 沒有什麼比歲月更無情。人老得很快很快，不要等老了才來後悔。即使山珍海味擺在眼前，牙齒不好，根本吃不下，膝蓋也疼，哪兒都去不了。

- 學會駐足享受山巒的美麗，呼吸新鮮空氣，慢慢向前走，將一去不復返的珍貴時光盡收眼底。

露薇花的眼淚

醫者如何陪伴患者度過人生的寒冬

照護者:「醫師,我妹妹就拜託您了。」
英媽:「我一定盡力。」
照護者:「只要她能好起來,我肯定為您購買一套新衣,再辦一場大大的宴席。」

　　花兒女士的兄長是她的照護者,來看望妹妹時偶然遇見我,懇切拜託我醫好他妹妹。每到他來探病的日子,病房裡總會添上幾盆花或花束。一般陪病者主要會替患者帶點零食,唯有花兒女士的照護者總是送花,多虧有他,護理之家的一年四季都能欣賞到花朵。

英媽:「哇!花都開了呢!」
花兒女士:「……。」
英媽:「那朵小小的花叫什麼名字呀?」
花兒女士:「……。」
護理師:「醫師,花盆上有寫,是『露薇花』。」

今天花兒女士的心情是低氣壓,聽到問候依然看也不看我一眼。她是我們院裡最年輕的患者,俐落的短髮、渾圓的臉蛋,讓她看起來比實際年齡還要年輕。在護理之家服務10年的我眼中,這裡大部分是80到90歲的高齡病患,見一名短髮烏黑的年輕女子端坐在病房裡,確實頗為陌生。

向來緊閉雙眼、整天臥床不起的花兒女士,從某天起,忽然開始努力運動了。她不僅認真做了我教她的簡易床上運動,更是一大早就在走廊來回走好幾趟,走得滿身大汗。我走向病房盡頭安靜的窗邊,和正在休息的花兒女士說話。

英媽:「花兒女士,妳一早就起來運動啊?」
花兒女士:「對!醫師,從現在開始,我要認真運動。」
英媽:「發生什麼好事嗎?」
花兒女士:「嗯!我兒子說要來接我了!」
英媽:「哇!真是好消息,什麼時候?」
花兒女士:「他說等疫情結束就來。醫師,妳覺得疫情什麼時候會過去?」
英媽:「這,我也說不準。」
花兒女士:「今年聖誕節那時候,應該會結束吧?」

自此之後，我每次查房，花兒女士總不忘詢問新冠疫情的發展。縱使病房的電視整天都播放有關新冠的新聞，她仍然堅持要向我確認一遍。當新冠肺炎在全國爆發時，她的聲音也頗喪無力；若確診者數量降低、疫情似乎日趨穩定，她即再次振奮精神、勤加運動。雖然疫情盡快結束對全球的人都好，但是哪怕是為了迫切渴望返家的花兒女士，我也期盼疫情能早日告終。

　　然而事與願違，直到聖誕節到來，新冠疫情依舊嚴重。花兒女士整個冬季都不肯走出病房，每天躺在床上雙眼緊閉。有一天，就連醫院外頭都能聽見花兒女士嚎啕的哭泣聲。我腳步沉重，滿心擔憂地走進病房，只見她用棉被蒙著頭，哭到累得睡著了。

　　若誇口說我對花兒女士的眼淚能理解並感同身受，不過是膚淺的偽善罷了。我們習慣平凡的社會活動和婚姻生活，突如其來的疾病卻在一夕之間讓所有日常支離破碎，她承受的痛苦和挫折根本難以估量，儘管她仍笑著告訴我：「我生病後只能把店關了，先生也跑了。」聲音裡卻蓄著滿滿的淚水。

「生老病死皆是自然的規律和現象，為此感到悲傷或痛苦，只不過是人類的多愁善感罷了！」對飽受病痛折磨的患者而言，這番話是否真是一種安慰？若要大徹大悟，抵達超越情感、心如止水的境界，或許我們都還太過平庸，在花開時莫名悸動，在花謝時無端惆悵，當花朵未到凋零之時便芳華落盡，我們也難掩惋惜之情。但身為醫療人員，對病患表現出痛惜相當失禮，更是極不恰當的舉動，因此我只能靜靜用紙巾替她拭去淚水，幫助她運動復健，防止身體僵化，藉此傳達我的鼓勵。

花兒女士從一早就備受煎熬，因此我們決定延後一天再診療。我不忍直視她的臉，只能背過身去，不經意望見擺在她床邊的露薇花，挺直花莖上的花蕾已經含苞待放。露薇花的花語是「治癒、天使的眼淚」，唯有熬過寒冷的嚴冬，露薇花才能在春季來臨時盛放，就像嬌小卻堅韌的露薇花那般，盼望花兒女士也能早日打起精神來般！

樂活筆記

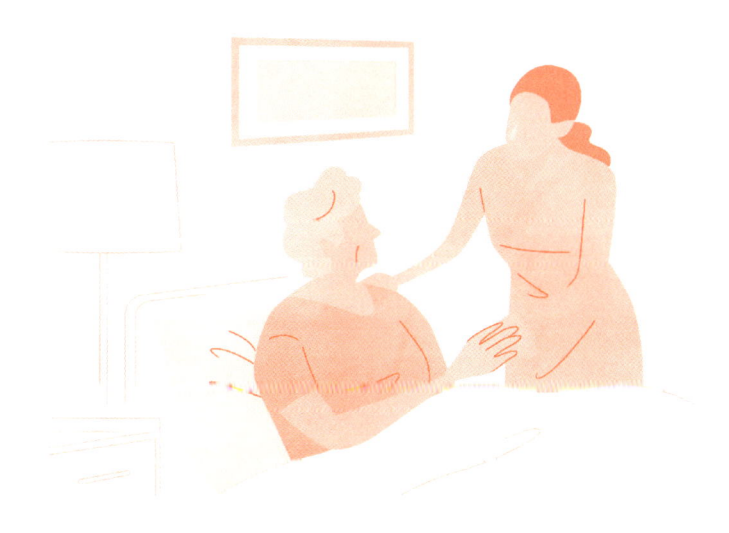

- 露薇花的花語是「治癒、天使的眼淚」,唯有熬過寒冷的嚴冬,露薇花才能在春季來臨時盛放。

露薇花的眼淚

攜手同行

跨越生老病死的堅毅愛情

老爺爺:「醫師,午安呀!」
英媽:「老人家,您過得好嗎?」
老爺爺:「這幾天我感冒了,無法來探病,不知道內人還能不能認得我。」

下午3點左右,我和向日葵奶奶[1]的先生打了招呼,我經常在病房裡和他碰面。這位爺爺上午在政府開放的以工代賑職位工作,每天下午都會來探視奶奶。

向日葵奶奶的面容白皙秀麗,在接受多次大型手術後住進護理之家,雖然身體虛弱,仍會不分晝夜在病院走廊上蹣跚地徘徊,尋找她的老伴。爺爺深知妻子對自己的思念之情,因此總是風雨無阻地每天來探望她。坐在病床邊,緊握著太太的手祈禱,再一起啜飲一杯即溶咖啡的時光,就是他

---

1 韓文中經常以「〜向日葵」形容熱愛、經常注視著某種人事物的人物。

們每天最珍貴最重要的日常。照看太太許多年,老爺爺總不忘溫和地微笑和柔情地囑咐,細心安撫因失智症而退化為幼童的太太,成為她最溫暖的照顧者。

然而新冠肺炎爆發之後,讓這對深情夫婦得以相會的病房探視即遭到禁止。爺爺不能前來看望,向日葵奶奶也漸漸變得沉默寡言,整天臥床不起。即使醫護人員或照服員和她搭話,她也毫無回應,只是拖著無力的身體、面無表情地接受照護。

在走廊裡徬徨尋找老伴的妻子步履越發蹣跚,她拒絕用餐,失智的症狀也日益嚴重,甚至會對醫院裡的職員惡言相向或高聲咆哮。

英媽:「奶奶,您……您叫什麼名字?」
老奶奶:「○○○。」
英媽:「好,○○○奶奶,您兒子叫什麼名字?」
老奶奶:「我沒有兒子。」
英媽:「我看那張照片裡有您的兒子,您的女兒也在喔!」
老奶奶:「……剛剛中午的時候,我老伴來過了。」

英媽:「什麼?」
老奶奶:「我們一起喝了咖啡,他才走的。」

向日葵奶奶似乎連兒女的名字和存在都遺忘了,唯獨沒有忘記和老伴一起享用下午茶的回憶。禁止探病之後,兩位老人家只有在想像中才能見上一面。

新冠肺炎肆虐,令人備感遺憾的日子也持續著。直到某一天,一位面熟的病患住進了醫院,正是向日葵奶奶的先生。爺爺在家中不慎摔倒接受手術,為了後續治療照護而住院。天天日思夜想、牽腸掛肚的奶奶,終於在病房裡和爺爺再次重逢,攜手共度五十多年的老夫婦就這樣在同家醫院、同間病房裡一起停留了一段時間,堅守了「直到青絲化為華髮,仍願彼此珍重、相愛不渝」的誓約。

夫妻倆同時住院的情況時有發生。兒女離家之後,老夫妻相互扶持,當其中一位身體欠安、開始需要人照顧,另一位往往也會因看護的辛勞而罹病,或引發舊疾惡化,導致兩位一起入院。通常夫妻可以共用雙人房,但也有部分伴侶因為經濟考量或照顧上的困難,而分別居住在男女專用病房。若夫妻分開生活,一般會在對方的病房見面,若覺得不便,也會選擇在休息室碰頭。

在休息室裡，許多夫婦會面色漠然地並肩坐著收看電視。然而那些相依相守走過漫長歲月的老夫老妻一碰面，往往比世上任何一對戀人更難捨難分、恬淡美好。即使標緻嬌羞的妻子變成滿面皺紋的老太太，即使堅強可靠、作為家中重要支柱的丈夫變成撐起身子都困難的小老頭，從這些一輩子同甘共苦的老夫妻身上，也能感受到跨越生老病死、細水長流的愛情那股堅韌力量。

　　在人生道路上，夫婦時而相視而行，時而手牽手朝著同一個方向並肩邁進，有時也會覺得兩人攜手前行，比隻身行路更孤獨、更疲憊，甚至想放開牽著的手。但對於彼此倚靠直到人生旅途盡頭的老夫妻而言，對同伴的憐惜和信任早已超越男女之間純粹的愛情，這份心意是如此強烈堅毅，將伴侶的年邁、病痛、甚至死亡都靜靜地擁抱，甘之如飴。

　　每次見到另一半先行離世，獨自留下另一半老人家，我總不免格外擔憂。但那些替伴侶辦完喪禮返回護理之家的長輩，多半不會痛哭失聲或黯然神傷，我也常為他們一如往常平靜的模樣感到吃驚。深愛多年的夫妻即使天人永隔，也不會有太大的悲傷或懊悔，反倒為另一半能脫離久病的痛苦、為自己能陪老伴到最後一刻感到寬慰。無私奉獻、照顧老弱配偶直至終點，這不就是男女情意中最深厚偉大的愛情嗎？

攜手同行

牽手走過暮年，直到生者最恐懼的「死亡」來臨之前，這樣的老夫老妻，是我在護理之家病房中遇見的、世上最美的戀人。

> **樂活筆記**
>
> - 老爺爺坐在病床邊，緊握著太太的手祈禱，再一起啜飲即溶咖啡的時光，就是他們每天最珍貴最重要的日常。
>
> - 深愛多年的夫妻即使天人永隔，也不會有太大的悲傷或懊悔，反倒為另一半能脫離久病的痛苦、為自己能陪老伴到最後一刻感到寬慰。

病房裡的藝術家

從藝術看見老年人的需求

　　我在診間裡整理報表的時候，一陣熟悉的口琴聲倏然從敞開窗口飄進來。今天的選曲是《想念哥哥[1]》，從樂聲中，能感受到少女靜靜等候去首爾的哥哥買回綢緞鞋子、返回故鄉的迫切心情，這位出色的演奏家就是 A 爺爺。

　　總是獨自坐在空蕩蕩的病房裡的 A 爺爺，平日沉默寡言，比起與人相處，他似乎更偏好孤獨，但偶爾也會像這樣帶來精彩的口琴演奏。為了不打擾他人，他會緊閉通往走廊的門，並打開朝向道路的窗戶吹奏，診間位於病房正下方的我，也因此總能舒適地欣賞到他悠揚的樂曲。爺爺的口琴聲沉穩精練，聽了他的演奏，我才曉得原來「口琴」這種樂器能發出如此多樣而美妙的聲音。

1　韓國童謠。

熱愛繪畫的 B 奶奶，每到有藝術志工來護理之家服務的日子，她儘管不適也總會積極參與，裁下色紙進行剪貼，用各色蠟筆增添色彩。奶奶的圖畫作品樸素而溫暖，見到病房的來訪者欣賞自己的作品、讚不絕口的模樣，她臉上就會露出一抹羞澀的微笑。奶奶的女兒得知她喜歡繪畫，便寄來一大堆彩色鉛筆和速寫本。每當看到奶奶靠坐在暖和陽光灑落的床上、盡情揮灑著畫筆，我就能感受到一名畫家燃燒藝術魂的熱忱。

　　長相清秀的 C 奶奶專精聲樂，擺在她床邊的老式收音機總低聲播放著悠揚的禮讚歌，她也會用輕柔微弱的聲音跟著詠唱。聽說在身體抱恙之前，她一直在教會參與唱詩班的活動。

　　某天下午查房時，我不經意看見 C 奶奶兩側床位的老人家聽著她哼唱小曲，安適地睡著午覺。從收音機流淌出我念幼稚園時學過的禮讚歌，那是一首名為《與主更親近》的曲目，歌詞唱著盼望時時讚美主、向主前進，與奶奶的生活如此相似。

　　喜歡打毛線的 D 奶奶，某個 NGO 團體曾舉辦替新生兒編織毛帽的活動，我在參與之後才曉得，脖子、眼睛、手指

和手腕等處的疼痛，竟然與打毛線這項工作如影隨形。我擔憂奶奶不分晝夜做這麼勞累的工作會影響健康，所以每回見面總不忘叮囑她盡量少打毛線。但奶奶卻說編織是她一輩子的愛好，早就有了訣竅，這更是她枯燥日常中的樂趣，要我不必為此操心。她甚至還攤開各式各樣色彩華美的線繩，逐一向我介紹每款毛線的品質和觸感。

奶奶會用這些毛線織成圍巾，分送給 6 位兒女、女婿和十幾個孫子及孫女作為禮物，還親手織一塊菜瓜布給我。每次用那塊菜瓜布刷洗碗碟時，我都會感受到幸福與感恩，相信她的子女在寒冬中圍上羊毛圍巾驅走寒意時，也會時時想起母親那雙溫暖的手。

病房裡的藝術家們為周遭人帶來恬淡的感動。看著這些老人家的創作，我明白每一項追尋生命意義與喜悅的活動都是一種藝術。托爾斯泰[2]曾說：「藝術不僅是技藝，它是藝術家所體驗的感情之傳達。」每次在護理之家看見老人家的作品，我都能感受到其中乘載著所有的歲月悲歡。

2　生於 1828 ～ 1910 年，俄國小說家、哲學家。

在年老孤獨的病床上擁有口琴這樣一位好友，使爺爺的心靈得到撫慰；年輕時忙於生計而渾然未覺，晚年綻放的繪畫天賦催生了一名八旬高齡的畫家；奶奶在教會唱詩班志願服務了一輩子，也度過禮讚般的美麗人生；為自己奉獻一生拉拔長大的子孫，獻出自己最後時光的奶奶，則帶著祝福的心編織毛線。

　　透過藝術活動，老人家能暫時遺忘年邁和病痛給肉體帶來的阻礙，找回生命活力，並為身邊人送達更多的愛，我也從中感受到藝術的力量。有藝術長伴左右，使晚年生活更加豐富、平和且健康。今天也要向病房裡的藝術家們致敬，感謝他們讓我欣賞到許多簡樸又美麗的作品。

　　看著這些病房裡的藝術家，我便打定主意，邁向老年時，也一定要投入一項藝術活動。是什麼樣的藝術最令我快樂呢？

　　我率先想到的就是寫作。打從孩子出生起，我便每天堅持書寫育兒日記，每過 100 天就匯集成一本書。裡頭不僅記錄著我的育兒日常，還有當天的新聞、從書中發現的佳句、歌詞、信件及自創詩詞等，藉此為我唯一的讀者、我的孩子寫下我的人生故事。身為一名韓醫師，我還以病房日記形式

記錄了在護理之家經歷的日常與隨想，透過青年視角寫下老人家的故事，希望藉由這些故事，能使讀者對自己的衰老與死亡有些許思考與準備。

無論快樂或悲傷，過去的回憶或許都會在歲月中被遺忘，但寫在日記中的每一個瞬間，都會以文字的形式永遠留存。在許久許久之後，我盼望能在老年的床榻上繼續書寫自己的故事，撫慰孤獨與思念。

> **樂活筆記**
> - 藝術是語言呈現之一，也是枯燥日常中的療癒，每一項追尋生命意義與喜悅的活動都是一種藝術
> - 透過藝術活動，老人家能暫時遺忘年邁和病痛給肉體帶來的阻礙，找回生命活力，並為身邊人送達更多的愛。

我們對抗新冠肺炎的姿態

長照機構的疫情應變

2019 年底,我們收到中國武漢有一種新型肺炎正在擴散的新聞,原本以為只是他國的傳染病,新冠病毒卻在轉瞬間強襲全世界,從 2020 年至今,劇烈撼動了人類的文明和我們的生活,而護理之家的日常也免不了出現巨大動盪。

長照機構屬於高風險場域,員工必須嚴格遵守高強度的衛生守則及動線報備等防疫措施,每週都必須義務接受一到三次的新冠病毒篩檢,並在 2021 年 2 月時強制接種 AZ 疫苗,成為大韓民國首批的疫苗接種者。

坦白說,我接種時的第一個感受是恐懼。因為新聞連日報導著疫苗的副作用,當時相關的研究與接種案例也不充足。但身為醫療體系的一員,我們很清楚護理之家老年患者的風險,優先接種自然是不可避免的。

接種在轉眼間完成，我甚至尚未察覺針頭的刺痛就已經結束。然而在 8 小時之後，劇烈的疼痛便席捲而來，我的體溫在 38℃ 上下來來回回，全身疼得瑟瑟發抖，整天冷汗直流。當時還沒有疫苗接種假的配套措施，我只能拖著痠痛的身子、顫抖不已的腳步工作了整整 4 天。在第一次接種疫苗的 3 個月後，我又接受第二次接種了，幸好第二次沒什麼異常症狀。

　　在護理之家職員接種完疫苗之後，即輪到患者逐一接種。我百般擔憂，唯恐身患宿疾的老人家難以承受接種的負面影響。豈料與我們的憂慮不同，他們反倒迫切期盼能夠接種疫苗。

> 奶奶：「我們什麼時候接種疫苗？真想快點打一打。」
> 英媽：「老人家，您不怕打針嗎？」
> 奶奶：「當然會怕呀！就算害怕也要打，希望早點把疫苗打了，才能和孩子們見面。」

　　老人家急著接種疫苗的理由無他，就是一心盼望著醫院開放探視，好見一見家人，而疫苗便是老人家與家人團聚的唯一希望。

長照機構患者的日常分為兩種：家人來探視的日子，以及家人沒來看望的日子。在家人來探病的那天，他們會從數小時前便懷抱著激動的心情，一再詢問時間。當他們笑容滿面被兒女們團團包圍、吃著美味的食物時，就有如統領千軍的將帥那般自信又欣喜。只要聽見孩子們勸誘著「嚐嚐這個吧！」便能重獲力量。

　　但是，自從新冠肆虐之後，允許家人到訪護理之家的日子便遙遙無期。為了維護長輩的健康、預防疫情擴散而採取的防疫措施，硬生生將患者與照護者拆散成離散家庭。儘管偶爾會開放非接觸式探視，但老人家只能透過緊閉的玻璃窗短暫地見醫院大樓外的子女一面。眼看自己連握一握家人的手都不行，他們就要轉身離去，有些長輩會傷心得如孩子般放聲大哭。看見年邁的父母流淚，晚輩們也不忍心返家，只能在醫院停車場久久徘徊不去。

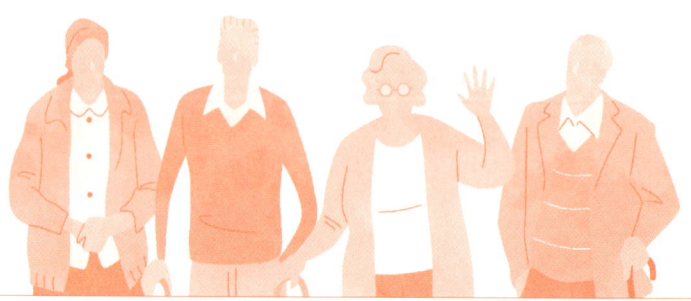

CHAPTER 1 ｜ 與生老病「師」相伴的日常

隨著新冠肺炎疫情漸趨穩定，保持社交距離的規定也慢慢放寬，政府終於開放已完成疫苗接種的老年患者和家屬會面。時隔兩年，在指定的探視場所再一次牽起家人的手，大家才總算一解這段時間的遺憾，不禁熱淚盈眶。只盼新冠疫情早日平息，長輩們能和以前一樣、自由地與家人見面。

樂活筆記

- 疫情緩解後，牽起家人的手，大家才總算一解這段時間的遺憾，不禁熱淚盈眶。

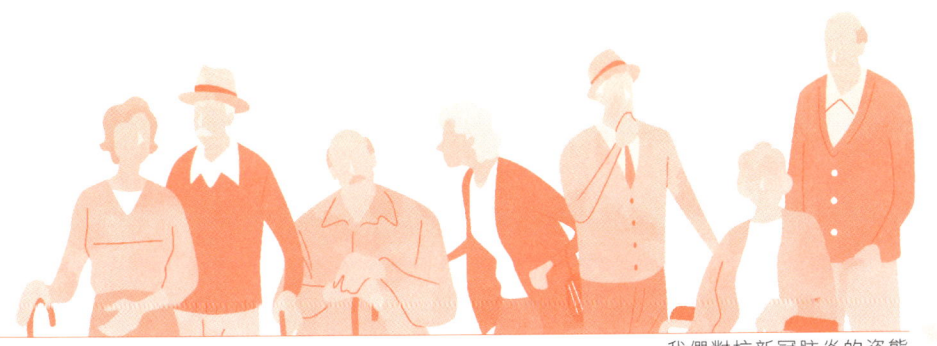

我們對抗新冠肺炎的姿態

CHAPTER

2

預習老後人生的關鍵課題

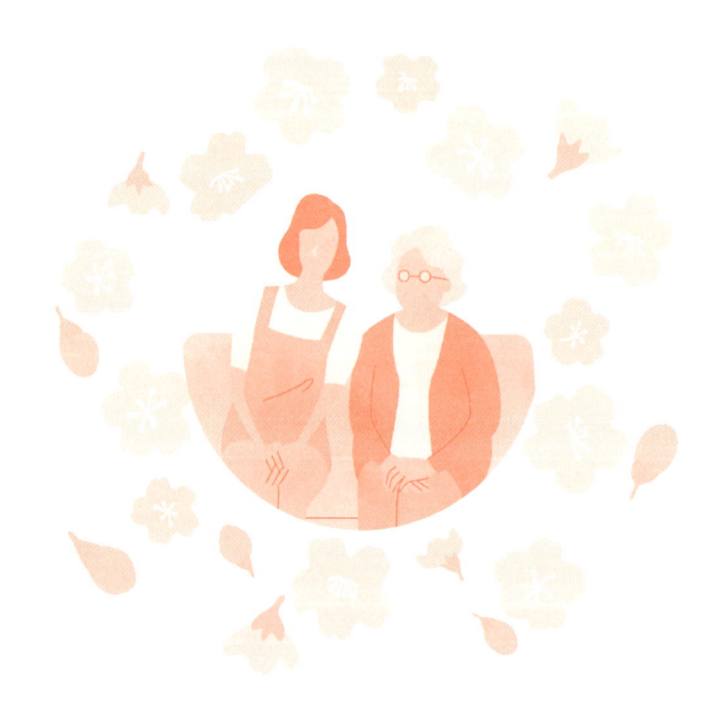

作為護理之家的韓醫師,
我天天目睹老年生命的多樣面貌,
也不斷反思「什麼才是更好的晚年生活」。
每個人都無法逃避老去與死亡,
而這正是我們共同的人生課題。
藉由與患者的互動,我試著在照護年長者時,
也同時為自己預習未來,
思索該如何迎接自然的老化、善終,
以及與死亡和平共處的時光。

上壽的祕密
健康長壽的生活原則

古人有云:「二十弱冠,三十而立,四十不惑,五十知天命,六十耳順。」而 70、80、90 至 100 歲的高齡則為「上壽」,意指無病無災、由上天賜與的年紀。我們之所以對「上壽」一詞感到陌生,大概是因為活到百歲的長壽者相當稀少吧!

護理之家有許多年過 80 的患者,也有幾位長輩年逾 90,甚至只要再過幾年就達 100 歲高壽。每次見到已 90 後半的老人家意志堅強、努力走動的模樣,我便會更留心觀察他們,因為我的目標正是「以清醒的頭腦活到百歲,自行走動直到死亡的那一天」。

曾在日帝強占期遭到強制徵兵的 A 爺爺,在同行者之中僅有他一人倖存下來,回到故鄉。由於爺爺每天都會準確地在同一時間、坐在同一個地點歇息,因此我給他取了「康德[1]」這個外號。康德爺爺每次來接受針灸治療時,總會確

認當天的日期和星期,精準地指出今天針灸治療的時間比平時早一點或遲一些。

每次查房時,我總會看見 B 奶奶拄著助行器,在病房裡來回兜圈子運動。看診的第一天,我詢問奶奶有沒有哪裡不適,她彆扭地否定了。「如果之後有哪裡不舒服,請再告訴我。」聽見我這麼說,奶奶這才安下心來,唯有偶爾身體微恙時,才會接受針灸治療。在我預產期將至時,奶奶每次看見我永遠笑意盈盈的;當我產後復職,她也總不忘對著我說:「孩子就該有媽媽顧著,妳跑來這裡幹什麼!」這麼嘮叨兩句。

C 奶奶說她年輕時經營過一家花店。她總是用華麗的髮帶裝飾一頭雪白長髮,聽見我「您真像一朵花,真美呀!」滿口天花亂墜地讚美,她便會露出羞澀的微笑,往我的醫師袍口袋裡塞上一大把糖果、餅乾。奶奶說她年輕時經常搬著沉重的花盆上下樓梯,如今膝蓋疼痛不已,但直到離世,她依然拖著那疼痛的膝蓋,依靠助行器在走廊走動。

---

1 知名德國哲學家康德畢生堅持每天於同一路徑散步,該路線被稱作「哲學家小徑」。

還有我的外公，享壽 97、在前年過世了，他在空氣清新的農村種了一輩子的田，是一位有著 80 年經驗的農民。在這 80 年間，他打理果園，種植大蒜、水稻，供給 4 位弟弟和 4 名孩子吃穿用度及上學讀書。他頂著那張被曬得黝黑的臉龐，看著孫子們開懷大笑的模樣還歷歷在目。

我們曾經擔心 90 高齡的他獨自在老家生活有些困難，考慮送他去外婆居住的長照機構，但他老人家一輩子都很硬朗，連一點需要住院的小病痛都沒有。

根據我的觀察，這些年逾 90 將屆 100 歲的長輩有幾個共通點。這麼說或許對年屆上壽的老人家有些失禮，但他們的面容總是很可愛，宛若長了白髮、滿臉皺紋的孩童臉龐，或許「童顏鶴髮」就是最準確的表達吧？每當看見他們語帶撒嬌、眼含笑意地對著孫女輩的我打招呼，我也不由得莞爾，那種任何醫美或整形手術都模仿不來的絕對童顏，祕訣就是「討喜的微笑」。

另一個共通點則是「勤奮」。縱使身在長照機構這樣受限的環境中，他們也會有規律地度日，除去真的身體欠佳的時候，他們都是扶著助行器在走廊來回走動，或者坐著反覆拍手、曬曬太陽，抑或將包包和抽屜裡的衣物及雜物

全部掏出來整理一番，總而言之，他們總是在忙些什麼。一如我那無病無痛、長壽的外公，直到 97 歲也沒患上任何高血壓、糖尿病等常見疾病，照樣在凌晨 5 點起床下田工作，騎著腳踏車在村頭巷尾、鎮上市集四處閒晃，打點家中的大小瑣事。

俗話說：「三歲之習，至於八十[2]。」現在應該改為「三歲之習，至於上壽」才是。根據南韓統計廳的資料，2020 年韓國人預期壽命為 83 歲半[3]。「預期壽命」是指當年 0 歲的出生者未來可能生存的平均壽命；「平均壽命」則是 0 歲至最高齡死亡者的平均年齡數值，因此實際上老人家過世的年齡會比預期壽命更高。

甚至有一項英國的研究預測，在 2030 年，韓國會成為 OCED[4] 35 個已開發國家中壽命最長的。在不久的將來，百歲人瑞將不再稀奇，而是尋常之事，且任何人都會同意，比起活得長久，健健康康地長命百歲才是最重要的。為了延長

2　韓國俗諺，意思是「三歲養成的習慣會延續至八十歲」，有本性難移之意。
3　見參考文獻 3。南韓統計廳國家統計資料庫（Kosis）「預期壽命」。
4　經濟合作發展組織，由全球 38 個市場經濟國家組成的國際組織。

健康的壽命，我們需要時時探究上壽的祕訣，積極實踐，並養成良好的習慣。

正在閱讀本文的未來老人，若想健健康康地「呷百二」，現在就請立刻起身、勤奮地活動身體吧！別忘記換上笑瞇瞇的表情，要眼神都帶有笑意的那種，盡量可愛一點、多笑一笑喔！

樂活筆記
- 比起活得長久，健健康康地長命百歲才是最重要的。
- 為了延長健康的壽命，需要積極實踐，並養成良好的習慣，例如：多走動、常常可愛微笑。

美麗堅強的女性

值得老後驕傲的過生活

我的座右銘之一就是「堅強的女人最美麗」。這句被跆拳道社懸掛在大學校園裡的標語，對當時極度內向、為自卑所苦的我而言，成為長伴一生的座右銘。

我想聊聊自己在護理之家遇見的「美麗而堅強的兩位女性」的故事。護理之家裡的老人家大多沉默寡言，許多人受疾病引發的疼痛折磨，就連說話的力氣也沒有，有些人因失智症導致認知能力下降、語言能力退化，抑或對自身處境感到憂鬱等理由，多半都惜字如金。在休息室裡，比起和其他人聊天，長輩們也主要都在看電視。

然而，有一位剛入院的老人家卻超級健談。一名沙啞的嗓音夾帶著驚人音量響徹護理之家，彷彿要掀翻整間病房。跟著那道聲音，我第一次在病房裡見到「張飛奶奶」。只要黏上一把落腮鬍，她就和三國演義裡的張飛一模一樣，於是我偷偷給她取名「張飛奶奶」這個暱稱。

張飛奶奶總是用洪亮嗓音滔滔不絕表達她對各種事物的關切。不僅是自己的主治醫師，見到臨床病患的主治醫師，她也會親切問候，請他們進行治療。她時時觀察其他患者的一舉一動，鉅細靡遺熱切過問每一件事，最終惹得與她同住一間病房的其他患者不堪其擾，紛紛表達不滿，但她也頑固地堅持不願意更換病房。

　　今天是第一次替張飛奶奶看診的日子，我的心情多少有些緊張，幸好奶奶用響亮又沙啞的嗓音和藹地和我說話。

奶奶：「我的耳朵不好，所以嗓門特別大。」
英媽：「好，我知道了。您有沒有覺得哪裡不舒服？」
奶奶：「我睡得舒不舒服？我每天都睡得很好。」

　　由於聽覺障礙太嚴重，即使奶奶戴了助聽器，對話仍困難重重。和奶奶逐漸熟稔之後，某一天，我終於得知奶奶過去的事。

奶奶：「我在工廠工作了 19 年，那種粗工別提有多辛苦了，機器聲太大，吵得我耳朵都聾了。每天操作粗重的機器，讓我每根手指都留下舊傷，而且一整天都得站著，膝蓋也無

藥可醫了。」

　　從那天之後,隔天、再隔天,奶奶都無限反覆著「工廠生活 19 年」的個人史,多虧她的喋喋不休,不僅是我,連同一間病房的患者也對她的固定台詞倒背如流。只是她的劇本和其他奶奶的身世感懷略有不同,其他老人家的甘苦談往往參雜著一些自嘲和埋怨,但張飛奶奶的「工廠生活 19 年」則滿是自豪:「看看,我活得這麼勤奮,你也覺得我活得很精彩吧!」不只是我這麼想,就連護理師和看護都曾這麼讚嘆這位奶奶。

　　每回聽到「勁酷女孩」張飛奶奶的固定台詞,我就會想起她堅持在工廠任職整整 19 年的經歷,不知她究竟為此吃了多少苦頭。時至今日,許多全職媽媽為了兼顧養育孩子和職場工作,育兒就有如戰爭。每天早上為了準備出門上班和送孩子上學,她們忙得不可開交。將孩子留在幼稚園裡轉身離開時,早已累得汗水、淚水、甚至鼻水嘩嘩直流。

　　既然今天尚且如此,在女性社會活動還相當嚴苛的年代,張飛奶奶的全職媽媽打拼史又是如何?當年她的戰鬥育兒記之激烈,說不定完全不亞於三國演義中的赤壁之戰呢?我提高音量,和奶奶聊起育兒經。

美麗堅強的女性

英媽:「您懷孕那時候也在工廠上班嗎?」

奶奶:「當然啊!挺著大肚子也得在工廠幹活,哪有人願意給孕婦特殊待遇?」

英媽:「足月時連站著都很吃力了,還得辛勤工作,老人家您真了不起。」

奶奶:「因為我最討厭聽別人嫌棄說女人就怎麼樣,這才更咬緊牙關幹活。」

英媽:「那孩子出生後,怎麼辦?」

奶奶:「只能託人照顧孩子,再去上班啦!就算格外辛苦,工廠裡的大姊也都會互相幫忙。」

大姊同事的援手就是張飛奶奶當時所有的資源,那麼比起奶奶年輕時,現在的育兒狀況究竟改善多少呢?根據 2021 年的統計,韓國目前以 0.81 的生育率敬陪末座,為全球生育率最低的國家[1],出生率的低下說明了生產、養育孩子的環境有多麼惡劣。此外,也有許多學者提出警告,持續數年總體生育率低於 1 以下的國家,在社會、經濟、國防、文化等領域都會失去動力,造成嚴重問題。

---

1 見參考文獻 5。南韓統計廳國家統計資料庫(Kosis),「統計出生率」。

從 2020 年起，韓國的死亡人數便已高於出生人數，人口開始自然遞減，自 1949 年進行人口普查以來，全國總人口數在 2021 年首度出現減少[2]。為了防止低生育率造成的「人口危機」，政府雖然制定多樣的政策，也投入大筆預算，但韓國生育率的最低數值依然連年刷新。

相較於過去，對母嬰的支援已逐漸增加並制度化，我也在懷孕和生產的過程中獲得懷孕津貼、產假及育兒假等補助，但仍有許多職場不允許休產假，導致女性必須因懷孕及生產而中斷職涯。即使生產一切順利，能夠允許雙薪家庭安全託付幼嬰的保育設施也遠遠不足。

我們的政策不能像現在這樣只提供金錢支援，應致力於保障就業與住居的穩定，來提供家庭養育孩子的後盾，營造女性能夠兼顧育兒與職場的社會氛圍，使這樣的勞動環境成為理所當然，並透過教育持續改善大眾的認知。畢竟生育、撫養孩子及勞動工作不僅是一個女性、一個家庭的努力，更是為了對國家的存續與昌盛做出貢獻，是每一位共同體成員肩負的責任。

2　見參考文獻 6。Won DaYeon，〈投入數百億韓元也未能阻止人口減少，除金錢補助外，更應打造適合生育的環境〉，EDaily，2022.07.28。

今天，全職媽媽的一天也如約而至。我一邊準備出門，一邊對哭鬧不休的孩子無限反覆道：「媽媽沒時間了！媽媽要去公司上班才行！」每逢這種時刻，我也不禁感到悲傷，儘管我熱愛工作想繼續上班，但內心的疑問也頻頻浮現：「我努力工作是為了什麼？我明明是為了能與孩子幸福生活而工作，但孩子現在真的幸福嗎？」但我仍拼命壓抑心中對孩子的歉意，盼望能將張飛奶奶「工廠生活 19 年」的故事傳遞出去，「我做到了！妳也做得到！」向更多在職場上堅持的全職媽媽後輩送上堅強的激勵和安慰。

為了提供年幼兒女吃飽穿暖、上學念書，在嘈雜的機器聲中聽力漸漸模糊，忍受著飛揚的塵土導致嗓音日益嘶啞，每個關節都傷痕累累仍辛勤工作，這即是張飛奶奶的「工廠生活 19 年」。每次看著奶奶用寬厚溫暖又炯炯有神的笑眼，講起她的固定劇本，我便下定決心，一定要克服眼前的困難，成為老後住進長照機構時，能驕傲地向別人說：「我可是在護理之家為人打針，打了十幾年喔！要挨一針嗎？」的全職媽媽。

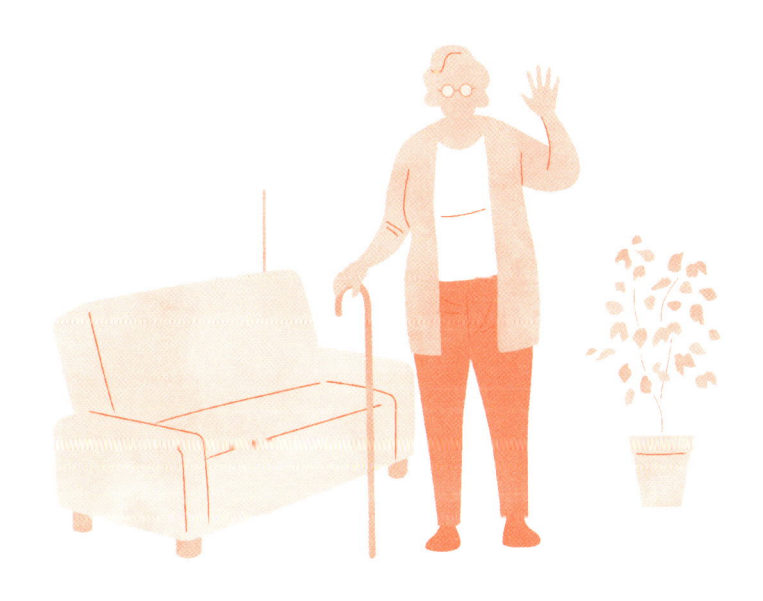

樂活筆記
- 年紀大後聽覺也跟著老化,兒女多多體諒長輩。
- 許多學者提出警告,持續數年總體生育率低於 1 以下的國家,在社會、經濟、國防、文化等領域都會失去動力,造成嚴重問題。

帥氣可敬的神力女超人

樂齡社群互動健康更有助益

　　護理之家患者的每處關節都留有過往歲月的痕跡，只要一邊觀察、治療患者疼痛的關節，一邊交流，自然會得知老人家過去的職業。經營餐館的老奶奶雙手手腕和十隻手指頭都有著嚴重的退化性關節炎，曾是計程車司機的老爺爺主訴腰部、頸部椎間盤突出導致四肢麻木疼痛，而一輩子務農的奶奶則表示肩膀、膝蓋、腰椎等每一處關節都在疼痛。

　　然而單純觀察外表，有位奶奶的關節卻格外完好。她就像俗諺說的「辣椒雖小辣人心[1]」一般。身材雖然嬌小，體格卻圓潤強健、脊椎挺直、腰背肌肉格外結實、走路姿勢也總是端正無比，當她抬頭挺胸地行走時，雙肩沒有一點彎曲萎靡的跡象，連膝蓋骨也不亞於年輕人，漂亮而強韌。看著她保養良好驚人的關節，我不禁詢問奶奶。

---

[1] 韓國俗諺，意指小辣椒往往更辛辣，有「人不可貌相」之意。

英媽:「老人家,看來您過得很不錯,關節都很漂亮耶!」
奶奶:「多謝妳。不過,我也是吃了不少苦,我在工地做三十多年了。」
英媽:「啊?真叫人難以相信。」
奶奶:「真的,我天天在工地扛著磚頭四處走啊!」
英媽:「什麼?可是您的關節還這麼結實……,看來老人家是神力女超人或無敵女金剛。」
奶奶:「什麼?」
英媽:「沒有、沒什麼,您太了不起了。」
奶奶:「妳不相信嗎?是真的,城市裡好幾所高中和國中都是我蓋的。」
英媽:「哇!老人家原來是教育家。」
奶奶:「嗯?」
英媽:「您為了讓孩子們專心念書而蓋了學校,所以您也是位教育家啊!」
奶奶:「哈哈哈,多謝妳這麼說。」

我對奶奶的職業始終半信半疑,但前來探病的女兒為我確認了事實。奶奶真的是擁有 30 年經驗的建築工人,是一位神力女超人。不,她肯定天生就擁有能夠克服後天環境的遺傳基因,這才有神力女超人等級的強健體質吧!

帥氣可敬的神力女超人

每回針灸治療，奶奶總會客氣地道聲：「辛苦了，多謝妳呀！」她會幫忙推著只能坐在輪椅上的患者一起運動，我也經常看見她陪在臥床不起、只能眨眼的病患床邊，握著對方的手話家常。此外，她和照服員相處融洽，有任何請求都會明確地說出來，當患者對職員有不禮貌的舉動，她也會果斷制止或從旁好言相勸。

某天，走廊上吵吵鬧鬧的，像是有好幾個人打起架來了。後來我才知道，原來是神力女超人奶奶和一位老爺爺起爭執。爺爺的體格相對健壯，在病房裡總是一副山大王般的姿態。看到爺爺對其他患者開玩笑開得過火，奶奶立即厲聲警告。別看奶奶平時溫文儒雅，面對不公不義之事卻義不容辭，像是使出過往積累的全部內功一般，以驚人氣勢轉眼鎮壓住山大王爺爺。

身材嬌小的她，令人不禁聯想起電影中的「地獄奶奶[2]」。對山大王爺爺素有不滿的其他老人家見狀，也紛紛同聲譴責，讓爺爺逃之夭夭。而我們正義的神力女超人隨後便推著病友的輪椅悠悠離去，彷彿什麼事都沒發生一樣。

2　韓國知名電影一角。在韓國素有「罵人精奶奶」一說，意指一些老人家言詞倔強惡毒，卻刀子嘴豆腐心的形象，該角色便以此經典形象深植人心。

護理之家是由老弱人們構成的共同體，許多老人家即使偶爾受到不當對待，也鮮少強烈地提出抗議，畢竟他們早已沒有體力與心力大聲爭執到底。老人家連照顧好自己都百般困難，更遑論為他人打抱不平、為共同體的利益出頭，這絕非易事啊！

　　儘管自己也是住院患者，但神力女超人奶奶總為其他病患推輪椅，給長期臥床的病友當說話的伴兒，與遭受不公的弱者站在一起，義正嚴辭地為他人發聲，將護理之家的小小病房打造成更舒適宜居的共同體，實在帥氣又可敬。在神力女超人奶奶大獲全勝、結束那天的騷動之後，她看起來又更令人驚奇了。無論關節或心靈，奶奶都是第一名！是我們護理之家真正的神力女超人！

> 樂活筆記
> - 每個疼痛的部位，都說著一段人生的故事；每個堅挺的姿態，也透露著心靈的力量。
> - 高齡者的健康不只是身體，更在於心靈與人際互動，從奶奶身上看到，不只自己行動自如，更願意主動協助他人、為共同體發聲，這些都強化了心理韌性與社會參與感。

帥氣可敬的神力女超人

老奶奶的守護者

家人陪伴與支持者

我在某人的部落格讀到「各位知道在長照病房裡講話最大聲的人是誰嗎?」這樣的文章,在好奇心驅使之下,我細讀一遍,答案是「照護者經常來探病的人」。這個答案確實不可否認。

在新冠肺炎流行之前,病患家屬都能前去病房探望。我每天查房時,與照護者碰上一兩面是常有的事,也會自然地和常來探病的熟面孔打招呼。病患的照護者大致分為三類:

一、配偶

這是夫妻中有一人住院、另一人在家中生活的情況。通常都是爺爺入院,太太成了照護者,也偶有相反的案例。攜手走過漫長歲月的夫婦向來鶼鰈情深,照護者總是一語不發地握著患病配偶的手,踏著不捨的步伐離開醫院,那背影彷彿每一步都含著淚水。

二、子女

在配偶離世後成為孤家寡人的長輩,多數都是牽著兒女的手來到醫院。子女通常相對平靜地接受父母的疾患,當久久來探望一次的兒女們包圍在身旁,比起憂傷,老人家臉上更多的是喜悅。若膝下兒孫滿堂,縱使養育子女時加倍艱辛,但生活在護理之家,孩子們也總會每週輪流前來看望,是院裡最令人羨慕的老人家。

三、手足

若終身未婚或膝下無子,有時也會有老人家的兄弟姊妹成為照護者。手足情深的親人往往會細心關照,比起從不露面的子女,我認為或許親近的手足更加可靠。

有一位沒有照護者的老奶奶,她的監護人是一位遠房親戚,但當其他患者的床上總是擺滿零食,我卻從不曾在她的病榻旁看見任何食物。她經常凝視著半空自言自語,不時說些不著邊際的話。有一天查房時,我看見奶奶抱著一個娃娃,是同一間病房的患者過世時棄置的布偶。

英媽：「老人家，您好。」

奶奶：「（注視著布偶）妳好！快跟大姊姊打個招呼。」

英媽：「奶奶，這是誰呀？」

奶奶：「這還能是誰？我們家孩子啊！」

英媽：「他叫什麼名字？」

奶奶：「他還太小了，還沒取名字。」

奶奶將小小布偶緊抱在懷裡，摩挲它的臉頰，替它蓋被，在我準備離開時還對著娃娃怒吼：「還不跟大姊姊說再見，真沒禮貌！」接著又回過頭來，說道：「我們家孩子還太小了，不懂事。」向我請求諒解。自從奶奶獲得那個娃娃之後，總是望著虛空、失去焦距的眼神，漸漸有了溫度、變得幸福，那個娃娃就是奶奶的照護者。

照護者，在字典上，它的定義是「對他人具有保護的責任義務之人[1]」，對於長照機構的病患而言，照護者是至關重要的存在。照護者需要替病患繳納醫療費用、送食物和生活用品、外出就診時也要陪伴同行，不僅有著相當現實的需求，在醫療層面上有時也需要依賴照護者的選擇與決定。若

---

[1] 見參考文獻 7。Naver 網路辭典，「照護者」。

沒有照護者，或照護者未能發揮應有的作用，連帶醫療團隊也會相當為難。最重要的是，照護者的存在對患者情緒上的支持與穩定，有絕對性影響。

然而在未來社會裡，如此關鍵的照護者角色卻可能漸漸消失。2021年的人口及住宅普查[2]顯示，韓國總人口數正在減少，家庭數量反而逐漸分化並增加，其中，1人家庭占全體家庭的33.4%，60歲以上高齡者的1人家庭也在一年內急劇增長至13.2%，65歲以上高齡者的1人家庭也增長為10%。此外，老人獨居家庭、老齡夫婦家庭等老人單獨居住的家庭數也穩定增長，但與子女共同居住的家庭則大幅減少，希望與子女同居的比例持續下降，可預見今後老人獨居的家庭比例將持續增加。

此外，子女必須撫養年邁父母的傳統認知也在轉變。過去，我們往往將獨居老人視為一種社會問題，如今卻已成為普遍現象，子女認為撫養父母不再是一種義務，而是一種選擇，新世代的父母同樣不希望與兒女共同生活。

2　見參考文獻8。南韓統計廳，〈2021年人口及住宅普查登記式普查結果〉。

不婚族群也在增加。根據統計廳發布的〈2021年結婚／離婚統計〉通報，2021年登記結婚件數為19萬3千件，是韓國開始進行婚姻統計以來的歷史新低，從2012年起就呈現連年下降的趨勢。由於房價暴漲、就業困難、對婚姻的觀念轉變等，不婚人口增加已成社會趨勢，再加上新冠疫情來襲，更導致結婚件數進一步縮減。

即使突破萬難踏入了婚姻，由於經濟不穩定、養育壓力沉重等多樣化的原因，大韓民國的出生率在全球也屈居末位，儘管政府推出了生育政策，生育率依然每年都在刷新最低紀錄。能撫養老人的青年人口數減少，連婚姻和出生率都處於世界最低的水準，未來韓國的長者將沒有任何子女能成為照護者。

縱使順利結婚生子，百歲時代平均壽命的延長也可能導致白髮人送黑髮人的悲劇。偶爾，我也會看見母子一同住進長照機構的情形，畢竟目前90高壽的女性結婚得早，往往在15歲至20歲出頭就誕下子女，因此兒女也已是高齡人士了。更令人遺憾的是，甚至還有子女先辭世，母親仍不知情地住在長照機構中。隨著醫學發展、壽命延長，在子女過世後，只剩百歲高齡父母獨自生活的情況也會增加。

根據相關研究顯示，韓國將成為全世界最長壽國家[3]。但在實質準備嚴重不足的狀態下，我們不可能歡欣鼓舞迎接百歲的到來，正如上面提出的各種原因，下一世代老後，或許要有心理準備面對沒有照護者的晚年生活。

我們不應該將長照的保障完全交付給個體努力，國家及社會也應當一起思考。完善成人的公共長照體系，使沒有照護者的老年人也能安心，並強化金融法律制度，讓老年人能保護自身資產，而且相關的長照政策都需要強化整體的公共性。此外，我們必須清楚認知就業、婚姻、生產、育兒等一系列青年問題，與照護、撫養、貧困等老年問題，實際上是一體兩面、相互牽動的危機，需要所有成員共同來尋求解決方案。

> **樂活筆記**
> - 病患的照護者大致分成「配偶、子女、手足」。照護者的存在對患者情緒上的支持與穩定，有絕對性影響。
> - 就業、婚姻、生產、育兒等一系列青年問題，與照護、撫養、貧困等老年問題，是一體兩面、相互牽動著，需要所有成員與國家、社會共同尋求解決方案。

---

3 見參考文獻 10。Vasilis Kontis, James E Bennett, Colin D Mathers, Guangquan Li, Kyle Foreman, Majid Ezzati. Future life expectancy in 35 industrialized countries: projections with a Bayesian model ensemble. Lancet. Apr 1;389(10076):1323-1335.2017。

愉快的「心意」

提升晚年幸福感的心理照護

博士老奶奶掏出 2 張折得皺巴巴的萬圓[1]紙鈔推到我面前。

奶奶：「醫師，這個妳收下吧！」
英媽：「老人家，您這是幹什麼？」
奶奶：「中秋快到了，拿去給孩子買件暖和點的衣服穿。」
英媽：「啊！不用不用，我不能收，謝謝您。」
奶奶：「收著！這是我兒子要我給妳的。」
英媽：「我不能從患者那裡收錢啊！」
奶奶：「就說沒關係，這只是我的一點心意而已。」
英媽：「您的心意我心領了，這比我收到寶寶的衣服還開心呢！」

---

[1] 萬圓這裡所指為韓幣。

總是心情愉悅、說話中氣十足的 J 奶奶外號是「博士」。為了寫日記，我通常只會在心裡偷偷給老人家取綽號，但我卻忍不住向 J 奶奶提了。

英媽：「老人家，好像沒什麼您不知道的事耶！」
奶奶：「那還用說，妳有什麼好奇的儘管問，我都能告訴妳。」
英媽：「您就像名偵探似的，也像博士一樣什麼都曉得。您是 J 博士。」
奶奶：「既然如此，那就叫我博士吧！J 博士，真不錯，哈哈哈！」

縱使奶奶整天都躺在病床上，醫院裡的大小瑣事卻比誰都清楚。無論是醫師們的班表、隔壁病房患者最近的健康狀況，甚或某護理師近日換了髮型等，不一而足，簡單地說，她根本無所不知。奶奶的社交能力強、性格開朗，懂得一邊交流一邊蒐集情報，總是以敏銳的觀察力捕捉每個瞬間，我從不曾在博士奶奶身上感受到身為患者的憂鬱。

英媽：「許多人都難免有點抑鬱，老人家您卻總是高高興興，真好！」
奶奶：「憂鬱？我這輩子都不知道憂鬱是什麼。」

愉快的「心意」

> 英媽：「您真了不起。」
> 奶奶：「別看我現在病得厲害，我很快就能起來走動啦！」

不同於其他患者，博士奶奶反倒運動過度，甚至被勸戒不要太勉強自己。奶奶的能量也感染了臨床患者，讓灰濛濛的病房充滿活力。倘若所有老人家都能像博士奶奶一樣，一輩子不曾為憂鬱症所苦，那就太好了。但實際狀況是，韓國老人的精神健康疾病與自殺率都不容樂觀。

根據保健福祉部 2020 年的老人實際狀況調查，韓國全體老年人口中有 13.5% 患有抑鬱症狀[2]，尤其在 85 歲以上更有 24.0% 的人口出現抑鬱傾向。此外，依據 2021 年的《自殺預防白皮書》顯示，韓國的自殺率每 10 萬人中便有 26.9 人（以 2019 年為基準），在 OECD 國家中高居首位[3]，而且自殺率還隨著年齡層的提高而增加，六十多歲為 33.7 人，七十多歲為 67.4 人，八十歲以上更是高達 67.4 人，老年人選擇輕生的原因以經濟困難占比最高，其次是健康問題、家庭矛盾等。

2　見參考文獻 11。大韓民國政策簡報，〈2020 年老人實際狀況調查〉。

3　見參考文獻 12。保健福祉部——韓國生命尊重希望財團，《2021 自殺預防白皮書》，保健福祉部，2021。

老人家退休後與社會隔絕產生的疏離感,因貧窮和疾病而產生的無力感,因配偶或友人離世而造成的失落感等,這些心理上的痛苦是造成老年憂鬱的主要原因。此外,老年人的體內與情感相關的神經傳導物質或荷爾蒙分泌失調,或因老年性疾病致使大腦損傷,抑或大腦功能衰退等,都會使人更容易患上憂鬱症。

　　老年人罹患憂鬱症不僅會引發消化不良、全身疼痛等身體上的病症,還會導致與失智症難以區別的認知障礙。然而向來活潑開朗的博士老奶奶也有臉色陰沉的時候。

英媽:「老人家,今天怎麼沒什麼精神?」
奶奶:「醫師,我傷心得不得了。」
英媽:「發生什麼事?」
奶奶:「就是……。」

　　博士奶奶向來是能毫不猶豫地表達情感和想法的個性,透過不斷與他人溝通的過程交流情緒,藉此排除負面的思緒。護理之家雖然是多人共居的空間,卻有許多老人家因疾病導致體力衰減、意欲低落,自己選擇與周圍隔絕,導致身體上的老化與社會性衰退接踵而來。

愉快的「心意」

這種社會性衰退，不僅會威脅到精神健康、增加情緒障礙的風險，對認知功能及營養狀態也會造成負面影響。實際上，有研究結果指出，老年人社交程度越頻繁，罹患憂鬱症的風險就越低。

每次看到博士奶奶愉快地問候其他老人家和醫療人員，並積極表達自己的想法時，我都會給予支持與掌聲。鬱悶的時候，只要與旁人聊上兩句，她的心情便能撥雲見日，又可以一如往常地暢快歡笑。對於病榻上的老年患者而言，消除憂鬱實屬困難，我不由得要為博士奶奶豎起大拇指，讚嘆她能在護理之家這個有限的環境下，透過社會參與達成如此艱難的工作。

今天也不例外，在我結束查房準備轉身離去時，博士奶奶向我大聲說道：「醫師，奶奶我請客，一起去吃頓鰻魚大餐吧！妳什麼時候有空啊？」

樂活筆記
- 老年人社交程度越頻繁，罹患憂鬱症的風險就越低。
- 老人家退休後與社會隔絕產生的疏離感，因貧窮和疾病而產生的無力感，因配偶或友人離世而造成的失落感等，這些心理上的痛苦是造成老年憂鬱的主要原因。

一杯溫暖的咖啡

照服員陪伴的療癒力量

　　走進 203 號病房，午後的暖陽從朝南的窗戶照進房裡，濃郁的咖啡香縈繞在鼻尖。「醫師，來杯咖啡吧！」203 號房的照服員笑吟吟地邀我喝咖啡。雖然戴口罩巡房看診途中無法一起享用咖啡，但我每次聽到這句問候，心情都會變得愉悅。

　　塞滿大量診療與調理工作的上午，醫院裡的光景繁忙而充滿活力，等到午餐過後，午後時光則充斥著慵懶寧靜的平和。隨著護理師推車的聲響打破了寂靜，醫療人員魚貫踏進病房，203 號的照服員便會順勢結束她享受咖啡的閒暇時光，熱情地迎接我們。

　　203 號房的照服員出身自朝鮮族，是一位身材相當嬌小的女性。在家裡，我們夫妻倆合力照顧公公都感到吃力，照服員要獨力照顧好幾位行動不便、身材又比自己高大的老人家，有多辛苦可想而知啊！但她卻總是笑容滿面，無論是要

請我喝咖啡,或給患者更換尿布,還是聽見阿茲海默症患者口出惡言,她臉上的笑容都從未減少一點燦爛。

有時候,儘管照看病情惡化的病患熬了一整夜,照服員仍會等到上午的查房時間,向醫師說明患者的病況並請求治療。這反倒讓患者為她擔憂而說著:「因為我的關係,我們照服員一整夜都沒闔眼,該怎麼辦才好?」每當看到相互關照、珍惜的患者與照服員,我不禁心想:照服員就和老人家的女兒一樣呢!

204號病房的照服員與203號照服員是好友,而她負責的病房又是另一種氛圍,204號那裏簡直就像一座小型植物園,總是清爽而整潔。204號房照服員的興趣是養些花花草草。窗前密密麻麻擺放著不知名的花卉和多肉植物,天天生意盎然。呵護植物需要無微不至的愛,而204號房的照服員不僅對小花小草盡心盡力,照看老人家也是體貼入微。

由於204號房的照服員個性本來就愛乾淨,所以她不僅會將病房打掃得一塵不染,患者的衣物和寢具也疊得整整齊齊。她喜歡小飾品,所以用紙裁剪出各種好看的圖案,把204號病房裝點得溫馨漂亮。過去,病患都只能盯著病房冰冷的牆面,有些人在換到204號病房後病情開始好轉。我

想，或許正是 204 號房照服員的活力和花草的生氣，為老人家帶來了生機。

也有過愛發牢騷的病患，在接受 204 號照服員的照顧之後，不僅無半句怨言、倒是張口閉口都是感謝。「是老人家您有福氣，才遇到了好人，說不定是因為您以前做了很多好事，才有今天的福報。」聽我這麼說，老人家更是樂得連連點頭。

在護理之家中，每間病房都會有一位常駐的照服員，負責醫療行為以外的所有照護工作。看護過患者的人，一定都很清楚照護工作有多麼繁重。照服員不僅要守在患者身邊，準備餐食、輔助用餐、更換尿布、協助沐浴、照看姿勢等，還得協助瑣碎的跑腿工作，以及提供情緒支持，這些工作內容相當吃重。因此對患者來說，比起遇見好的醫療人員，能找到一位好的照服員更為重要。

我們當然盼望所有看護人員都能像前述兩位照服員一樣優秀，卻不是總能如願，雖然數量極少，但確實也有護工就如爆料節目報導的那般劣質。總之，有品行端正之人，也會有低劣的人物。人生在世不一定總能遇到大善人，但若能在晚年病房裡遇見一位出色的照服員，一定是極大的幸運。

對老年患者來說，照服員宛如一起度過人生最後時光的家人。實際上，即使沒有血緣之親，但照服員與患者同住一間醫院、共用一間病房、吃著同一家餐館的飯，這樣共同生活，若雙方關係不睦，躺在病榻上也如坐針氈。

醫護人員和照服員同樣是專職照顧病患的人，這份工作既是維繫生計所需的職業，也是需要耗費大量精神、肉體勞動的社會性活動，根據對待患者的態度，照服員的工作也可能具有超越單純「賺錢餬口」的意義。

若能體會老年患者勞累的肉體和孤獨的心靈，全心全意地照護病患，這份工作的使命感便會超越職業，走向崇高而美麗的人間大愛。然而想要提升護理服務的品質，比起仰賴照服員個人的人格及能力，更需要制度面的支持。

醫院附設的療養院可聘僱具國考資格的照服護理師，一般安養院及護理之家卻不然，長照機構雇用韓語對話無礙的朝鮮族、高麗人來擔任照服員的情況相當普遍。這些外籍照服員通常是透過民間仲介企業轉介就業，因此很少有人接受過照護患者必需的專業教育，為了填補國內照服人力的不足，外籍照服員的就業及教育訓練都需要公共體系的協助。

由於新冠疫情影響,導致外籍照服員的供給窒礙難行,這也是個難題。疫情爆發之後,許多照服員返回祖國,或恐懼院內感染而選擇辭職,使得人力大幅縮減。但護理需求仍舊高漲,若人力供給不足,護理費用也會隨之上漲,「比起醫療費用,護理費用更可怕」這句話成了現實。因為相較於有健保系統支持的醫療費用,長照機構的護理費用是全數由患者自行負擔。只盼醫院中的照護需求也能納入國家制度中,對節約費用和人力供需來進行系統性的研究和補助,減輕因為昂貴護理費對患者造成的雙重負擔[1]。

無論在肉體上或精神上,護理工作都是一種高強度的勞動。新冠疫情爆發之後,隨著家屬探視越發困難,照服員的角色也變得更加重要,為降低新冠肺炎集體感染的風險,護理之家不得不變成孤島,但照服員依舊在病房中溫暖地牽起患者的手。衷心感謝所有照服員的辛勞。

---

[1] 見參考文獻 15。Kim Yong,〈孝順的先生、小姑與長照機構⋯⋯中年女性的淚水〉,kormedi.com〔Kim Yong's healthand〕,2022.07.19。

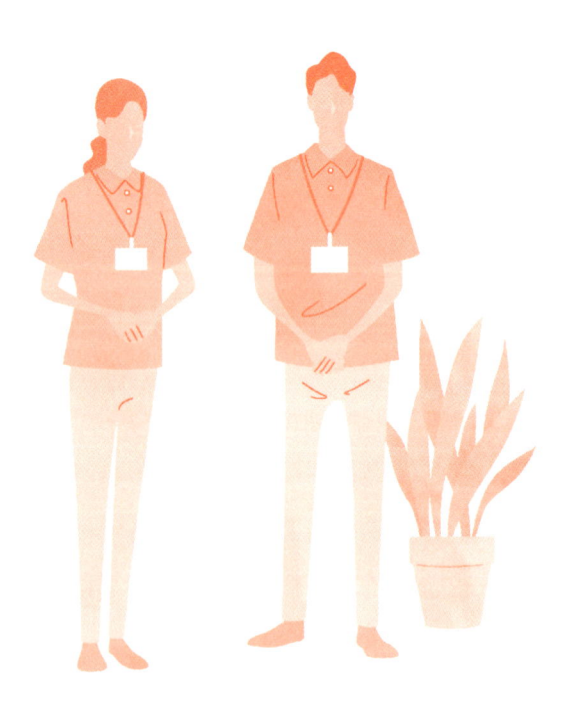

> **樂活筆記** ・對老年人來說，比起遇見好的醫療人員，能找到一位好的照服員更為重要。照服員宛如一起度過人生最後時光的家人。

美麗的失智症 vs 哀傷的失智症

失智症的多重面貌與照護

　　最令老年人恐懼的疾病之一就是失智症。根據韓國中央失智中心統計，以 2021 年 2 月為基準，在韓國 60 歲以上老人之中，失智症患者佔計約有 863, 542 人，65 歲以上人口的失智症發病率為 10.33%，表示每 10 位老年人之中就有 1 名患有失智症。此外，因失智症致死的機率在 2000 年是每 10 萬名有 0.3 人，到 2020 年增加到 14.7 人，這個數值足足比 20 年前高 50 倍[1]。

　　失智症的種類繁多。依據發病時期，可分為早發性失智症和老年失智症，原因除了我們熟知的阿茲海默症以外，還有因腦中風等腦血管疾病引發的血管性失智症、因頭部損傷引起的外傷性失智症、由巴金森式症等疾病引發的退化性失智症，以及因酒精引發的酒精性失智症等，相當多

---

[1] 見參考文獻 16。Jeon JunBeom，〈韓人預期壽命延長，對失智症的恐懼也隨之增加〉，Chosun Biz，2022.03.24。

樣。此外，根據症狀的輕重程度，又分為輕度至重度等不同等級。

然而我自己有一套非官方的分類法，依據患者的表情，我將失智症分為美麗型失智症與憂傷型失智症。大部分患者的失智症都相當哀傷。毫無感情、漠不關心、眼神恍惚、面無表情的失智症；會不安、焦躁、沮喪的憂鬱型失智症；會妄想、辱罵、暴力的攻擊型失智症；上述都是悲傷型失智症的症狀。

醫療人員在替失智症患者進行診療之前，都必須先確認知能障礙階段，藉由確認他們的既有訊息，來防止因識別錯誤而產生的醫療事故。我們一般會簡單地詢問患者的姓名，有時為了盡可能抓住患者逐漸消失的記憶，我也會刻意反覆確認，這是為了讓我在認識患者的同時，也讓患者認識自己。

連自己的名字都記不得的患者比比皆是。這時候，我會逐字告知患者他的姓名，等待 1 分鐘後再次詢問。儘管多數患者依舊答不出姓名，但我每天都會重複這個確認動作，倘若病患幸運地記住自己的名字，就進行下一階段的提問。

英媽：「奶奶，您兒子叫什麼名字呢？」
奶奶：「我沒有兒子。」
英媽：「奶奶沒有兒子嗎？我看照片裡面您兒子長得很帥喔！他叫什麼名字？」
奶奶：「不知道。」
英媽：「是○○○。」
奶奶：「啊！對！我們家的○○○。」

對於能清晰記得並回答出兒女姓名的患者，我就會提出最高難度的問題。

英媽：「奶奶！500元再加上300元是多少？」
奶奶：「700！700元對吧？」
英媽：「啊！好可惜，只差一點點，很接近了。」
奶奶：「不是！我以前做生意，結帳我很在行的，就是700元不會錯！」

雖然得不到正確答案，但老人家計算的模樣總是無比認真，倘若這樣簡易的算術遊戲能減緩老人家認知能力退化的進程，那就再好不過了。

然而失智症的樣貌也並非百分之百的憂傷。有一對老夫婦在數年前一起入院，爺爺住在男子病房，奶奶則住進女性病房，奶奶每天都會到爺爺房間看望。爺爺對醫護人員相當親切，卻獨獨對奶奶尤其苛刻。後來，老爺爺先行辭世，只剩下老奶奶獨自在護理之家生活。此後數年之間，奶奶總是不斷地重複同樣一段話。

> 奶奶：「在日據時代，我是小學畢業的，因為特別聰明，我還當上班長耶！」
> 英媽：「哇！奶奶您真厲害。」
> 奶奶：「老師都稱讚我很會念書，還會送我筆記本和鉛筆。」
> 英媽：「奶奶，您特別喜歡那時候吧？」
> 奶奶：「嗯，我父親說女孩子也要唸書才行，還送我去上學，我真的很開心。」

　　看著奶奶臉上燦爛的笑容，彷彿她腦中早就抹去了冷淡刻薄的丈夫，以及因住得太遠、無法常來探望的兒女，只剩下最幸福的童年回憶。

　　我會盡量努力，即使年紀大了也不患上失智症，若依然不幸失去了許多記憶，我希望能留下人生中最美好的回憶。

某天夜裡，我躺在床上問著自己：「妳人生中最美好的時期是什麼時候？如果只能留下一則回憶，妳希望記得哪一段時光？」想著想著，我忽然潸然淚下。「我最喜歡現在了，牽著孩子蠕動的手一起躺在床上的這一刻，就是最美好的。」我衷心盼望能將現在、此時此刻深深留在腦海之中。

> **樂活筆記**
> - 即使年紀大了也沒有患上失智症，若依然不幸失去了許多記憶，希望能留下人生中最美好的回憶。
> - 悲傷型失智症的症狀：毫無感情、漠不關心、眼神恍惚、面無表情的失智症；會不安、焦躁、沮喪的憂鬱型失智症；會妄想、辱罵、暴力的攻擊型失智症。

晚年規劃三大祕技

財產×肌力×心靈的長照備戰術

現代人關注的焦點往往是股票、不動產和虛擬貨幣。這是因為新冠肺炎引發的經濟停滯，讓許多人在擔憂之下，將鉅額的流動性資產投入股票中、不動產及虛擬貨幣中，致使價格飆漲，通貨膨脹、經濟蕭條也隨之而來，讓所有人都提高警惕。

這也需要錢、那也需要錢，人人都為了錢忙得焦頭爛額。「為什麼處處都要談錢？」若向人們這麼提問，「準備養老」這個答案一定會被提及。如果「養老準備＝理財」這個公式已不陌生，那麼我想在此基礎上，補充我在護理之家感受到的幾點啟發。

一、財產管理祕技

眾所周知，「金錢」之於老年生活的重要性不言而喻。進入百歲時代，即使能幸運地在 60 歲退休，若想活到 100 歲，表示還有 40 年的人生要走。我們夢想中的退休生活，

不外乎悠閒地四處旅行、享受休閒活動、經常與朋友們來往的愜意日常。但若想擁有這樣幸福的退休生活，充裕的生活費必不可少，考慮到隨著年齡增長、真正開始面臨身體退化的晚年，又需要更多金錢。過去，通常是由子女負責奉養父母的老後生活，如今卻不盡然。在長照機構度過晚年的情形日益增加，因此實際上我們需要準備醫療費、護理費及生活費。

現齡 80 至 90 歲的老人家，便是將子女奉養父母視為理所當然、普遍有著「養兒防老」觀念的一代，並且還經歷了日帝強占期與韓戰，多半拮据度日，以生存及養育兒女為重，在經濟上未能做好養老的準備，因此醫療費用多由子女承擔。這些老人家在接受治療之前，總會先為金錢擔憂，往往會表示「兒子被我拖累了」、「這對我女兒負擔太重了」，進而拒絕必要的治療。但是也有人掏出自己的存摺或信用卡爽快地結帳，這樣的老人家總是坦坦蕩蕩，對於子女的撫養也不會感到太大負擔。

如果可以，人人都希望能健康、自由、獨立地生活，即使將來生病、需要住進長照機構，也具有獨力解決醫療費、護理費和生活費的經濟能力，這是不可或缺的。

二、肌肉管理祕技

若說人到晚年有什麼比財產更重要，那就非「肌肉」莫屬了。金錢上的不足尚能由子女補貼，就算子女手頭不寬裕，好歹也能從政府的福利政策得到些許支援，但若筋骨虛弱，不僅走不動路，連自己上個洗手間都有困難。人有三急，這卻是誰也幫不上忙的。

在長照機構中，大致會將患者分成「能夠走路的患者」和「無法獨力行走的患者」，為因應火災等緊急狀況能疏導人員迅速走避，院方也會在患者紀錄卡的名字旁備註能夠步行與否。

在日常生活之中，行走也是至關重要。能用自己的雙腿走去洗手間、自行解決大小便的能力，對維護人類的自尊心有著關鍵作用。對於年輕而健康的我們來說，走路再尋常不過，但對於臥床的老人家而言，即使明天生命就到盡頭，只要能夠再站起來走一遍，也死而無憾了。

即便是用鋼鐵打造的機器都很難使用百年，更何況是人類的關節和肌肉？若想維持關節和筋肉的健康，必須從年輕時就透過運動及保養付出極大努力。脊椎關節疾病、膝關節疾病、肩關節疾病、腕關節疾病、指關節疾病乃至足趾關節

病症……，住在長照機構的患者幾乎沒有人不為關節病症所苦，處處都完整保留著老人家努力活過數十年的痕跡。生活在飢餓、艱困時期的老人家大多因高強度勞動而導致關節受損，膝蓋或腰部沒有手術傷疤的人反倒罕見。但即使關節受到損傷，只要肌肉足夠健壯，肌肉就能牢牢抓住關節，度過更健康、更有品質的老年生活。此外，在管理糖尿病和高血壓等代謝疾病時，肌肉也具有重要的作用。

對老奶奶們來說，讚美她們的肌肉有時比稱讚外貌更具意義。在二十來歲的青年們眼中，看起來楚楚可憐的削瘦身材或許很美；但對於八十多歲的耆老而言，那只是單薄虛弱、容易引發骨質疏鬆與肌少症的體格罷了。未來勢必會成為老奶奶的我，也需要持續鍛鍊大腿、手臂和腰部的肌肉，使它們更壯實（雖然現在也滿壯的就是了），也更強健。

三、心靈管理祕技

身體的健康固然重要，但最重要的是心理健康，因為縱使老了、病了、身體不聽話了，心靈也必須與我同在直到最後，到最後一刻也要牢牢掌控好所謂的「心智」。若想過上安穩的晚年，心靈的鍛鍊必不可少，但修煉的方法因人而

異。我認為，無論是像奶奶們一樣開心高唱林英雄[1]的演歌，或像虔誠的基督徒那樣抄寫聖經，抑或培養繪畫、拍照這類創造性的興趣，都不失為很好的方法。身為天主教徒的我，最擅長的心靈管理祕方莫過於念珠祈禱。

從很小的時候，我就奠定了對念珠祈禱的信仰。每當放假時到鄉下的外婆家，只要掛鐘敲起 12 聲鐘響，外婆都會起身進行長長的念珠祈禱，堅持不懈。

小英媽：「外婆，為什麼要祈禱啊？」
外婆：「為了向耶穌、聖母許願呀！」
小英媽：「外婆的願望是什麼？」
外婆：「希望妳媽媽趕緊生個兒子。」

此後，外婆數十年如一日地祈禱母親能生下兒子，最終母親在 40 歲終於大齡得子。雖然我對於外婆的重男輕女感到遺憾，但得益於此，我也明白了念珠祈禱實現心願的力量。

1　韓國演歌歌手。相當年輕卻備受全國喜愛，被譽為「國民歌手」。

CHAPTER 2 ｜預習老後人生的關鍵課題

起初,我的祝禱充滿了對於祈福的私心,但也不知不覺成為日常生活的一部分。每當我想放空腦袋稍作休息時,總會闔上雙眼,並在心裡默默獻上聖母經禱告,在夜不成眠的日子裡,躺在床上一邊進行腹式呼吸和默禱,還能斬獲一石三鳥的成效「能幫助睡眠的醫療效果,透過呼吸使心靈平靜的冥想效果,以及為一天結束而禱告的宗教性效果」。但是,我習慣反覆念誦聖母經的最大理由,更因為它是幫助我準備面臨生命最後一刻最有力的王牌。

> 萬福瑪利亞,妳充滿聖寵。
> 主與妳同在,妳在婦女中受讚頌,
> 妳的親子耶穌同受讚頌。
> 天主聖母瑪利亞,求妳現在和在我們臨終時,
> 為我們罪人祈求天主。
> 阿門。

樂活筆記

- 準備養老金是為未來醫療與照護自主權買保險。也是讓老年人能在照護選擇上保有尊嚴與自由,減少對子女或國家資源的依賴。
- 即使關節受到損傷,只要肌肉足夠健壯,肌肉就能牢牢抓住關節,度過更健康、更有品質的老年生活。
- 靜坐祈禱、唱歌、書寫、創作等,皆可成為晚年心理照護的力量來源。

晚年規劃三大祕技

神的命運

禱告成為身心靈照護的力量

我在篤信佛教的娘家和崇奉天主教的外婆家之間長大，而且在教督教財團經營的幼稚園和學校中畢業，因此我對佛教、天主教和基督教的教義及文化都算相當熟悉。

此外，每次看到各宗教神職人員以相互尊重的心態交流教義，盡一己之力共同為社會問題發聲的模樣，我就特別欣賞各種宗教和平共存的韓國。

在護理之家，老人家們也持續著宗教活動。在新冠肺炎來襲之前，每週日都有牧師在醫院的禮拜堂主持週日禮拜，附近教堂的神父與修女也會定期到訪為病患服務，還有出家的師父及師兄姊前來探視、安慰信仰佛教的老人家。

長期臥床的 A 奶奶，身體活動已不太方便，每次去查房，她都會向我們詢問時間，因為她連翻個身、查看掛在門邊的大時鐘都很不容易。每到下午 3 點，奶奶都會背誦般若

心經，聽說在身體抱恙之前，她每週都會去寺廟聆聽大師講述佛法、學習佛經。

> 英媽：「老人家，看您每天唸經祈禱，有什麼特別的理由嗎？」
> 奶奶：「我只是祈禱子孫平安順遂而已。」
> 英媽：「有您的禱告，他們一定過得很好。」
> 奶奶：「我這個做媽媽的，現在能為孩子做的也只有禱告。」

偶爾，我會一邊進行針灸治療，一邊讓奶奶背誦般若心經，佇留針時間（針灸用針留置人體的等候時間）與其什麼都不做，默默念誦經文反倒會讓心情更安穩。雖然我不清楚般若心經的意思，但每回聽到奶奶低聲唸禱的誦經聲，我的心也會隨之平靜下來。

虔誠基督教徒的 B 爺爺，即使坐著輪椅，也堅持參與週日禮拜。每次我走進病房，總能看到爺爺坐在病床上，讀著老人專用的大字版聖經。

英媽：「老人家，每次見到您，您都在研讀聖經啊！」
爺爺：「主的旨意當然要一輩子研讀，我抄寫的聖經全本還在教會得過獎喔！」
英媽：「哇！真了不起，我連堅持天天誦讀都很困難。」
爺爺：「我不只讀、寫，還會默背，《詩篇》是我最喜歡的章節。」

爺爺在病房牆上，貼了許多祈禱文和寫有聖經文句的紙張，說是週日禮拜的牧師送給他的禮物。他經常閱讀聖經、唱讚美詩，天天都充滿活力。但從今年冬天開始，爺爺的體力便漸漸變差，常常臥床不起，連替他看診多年的我都認不出來，與子女通話或會面也認不得人了。唯獨主禱文他始終熟諳於心，一個字都不曾出錯，宛如生命的最後一根繩索般緊握不放。

我去查房的時候，總見到 C 爺爺在小本子上寫些什麼，當本子都寫滿之後，他就將一個紙箱立在床邊，轉而在上頭寫字。我徵詢爺爺的同意後，讀了他那些寫得密密麻麻的小字。上頭寫著當天發生的事、生活中聽到的名言、對自己和對家人的囑託，字裡行間還充滿了一定要痊癒的意志與希望。對爺爺來說，寫作有如他對自己的祈禱。我將

買來寫日記的 1 本筆記本送給爺爺，看見爺爺喜笑顏開，我也跟著開心。

在護理之家服務使我了解到另一個事實，那便是在晚年的病榻上，祈禱從不間斷。拋開信仰何種宗教或有沒有信仰，那是為了尋找生命意義，充滿感謝、祈願與平和的禱告。

很久以前，我曾在網路上讀到一篇標題為「上帝為第三順位」[1]的文章。我也常將主擺在人生的第三、四順位，讀到那篇文章後，就像被戳破內心一樣羞愧不已。特別是在好事發生的時候，我們往往會將主拋在腦後，為自己開心，再與周遭人分享喜悅，直到晚上準備睡覺時才遲遲想起主，獻上短短的感謝禱告；然而每逢悲傷的時候，我們卻會頭一個轉向主。快樂時將主置之腦後，唯有在憂傷時才記得上帝，我也向神父告解了我如此自私的信仰。

> 神父：「沒關係，不必感到內疚。或許這就是主的命運，並且總有一天，主會在姊妹的人生中成為第一順位。」

---

1 見參考文獻 17。〈上帝為第三順位〉https://www.mariasarang.net/bbs/bbs_view.asp?index=bbs_brother4&no=714。

年輕時,我們致力於追求財富、名譽、知識等世俗之物,為了這些索求,很多時候我們甚至未能好好顧及最重要的健康與家人。然而一個人再有錢、社會地位再高,在面對死亡那一刻,也必須放下一切。即使是穿著名匠縫製的病人服、乘坐超跑公司打造的救護車、入住頂尖綜合醫院的 VIP 病房,垂死之軀也無法挽回。

　　無論是貧是富、社經地位是高是低,所有人都將迎來晚年與死亡,無一例外。比起直到生命將盡,還苦苦追逐不知饜足的慾望和執著,不如好好審視自己的健康,與珍貴的人分享歡笑和愛,這樣顯然加倍幸福。並且當我們躺臥床榻、鄰近生命終章之時,或許誠摯地禱告,將自身完全交付予主,就是最大的安慰。

　　主成為人生第一順位的那一天,終將到來。

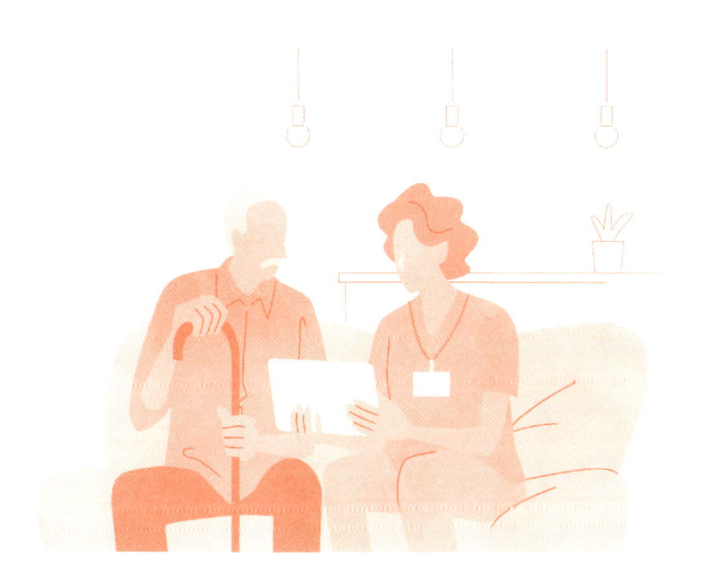

樂活筆記

- 無論是佛經、聖經還是寫日記,宗教與儀式行為可為人們帶來安定感,幫助長者減輕焦慮與孤獨,並且提升生活意義與品質。

- 比起直到生命將盡,還苦苦追逐不知饜足的慾望和執著,不如好好審視自己的健康,與珍貴的人分享歡笑和愛,這樣顯然加倍幸福。

安寧善終，壽終正寢

如何為生命最終章做足準備

英媽：「老人家，新年快樂、新年多福呀！」
奶奶：「醫師也新年快樂。」
英媽：「謝謝您。」
奶奶：「活到今天，我能盡快死去就是最大的福氣。我現在最大的願望就是明天就能在睡夢中死去，別再拖累孩子們。」

面對我禮貌性的新年祝賀，奶奶的回答滿是悲愴。在鄰近生命最後疆界的護理之家中，年輕的韓醫師面對「死亡」話題總是格外謹慎。

世人都難逃一死，然而很少人會事先考慮死亡。幾乎沒有人每晚就寢時會思索著「明天也許不會到來」入睡，若不是任職於長照機構，我也沒機會對死亡進行深入思考。直到我直接面對他人的老邁、病痛和死亡，才霍然想起：我死亡的瞬間會是如何？並且我通常也會甩甩頭，努力將自己的死

亡場景從腦中抹去，因為只要思及離世後留在身後的家人，光是想像幾秒鐘都令人哽咽不已。

然而無論再怎麼否定、避諱，又有誰逃得過死亡呢？一如生命的開端「誕生」的重要性，為人生收尾的「死亡」同樣舉足輕重。當我們成為這一生一遇重大事件的主角，而不再只是事件的觀察者，又應該以什麼樣的面貌迎接死亡？

我渴望能以善終（well-dying）的方式迎向美好、體面的死亡，為了讓自己做足準備以希冀的模樣辭世，我也會試著去想像死亡的瞬間。

中國經典《書經》提出了人生的理想條件為「五福」：一為壽，即長命百歲；二為富，即發家致富；三為康寧，意指身體健康、精神富足；四為修好德，代表多行善事、積累德性；最後為考終命，即為乾脆俐落地迎向善終。

我所夢想的、受到祝福的死亡「考終命」，就是「因老化導致的自然死亡」，既然如此，我當然希望能長命百歲。在我成為老人的 50 年後，活過百歲將不再是長壽，而是相當普遍的人類壽命，無論再怎麼怨懟世事艱難，我也要活到別人都有的歲數才不留遺憾。我想完整體驗人生的喜怒哀

樂，活到百歲高齡，藉由寬裕的老年時光做足身心準備，迎接自然死亡的到來。

老人家經常說希望能在睡夢中死去，只盼自己再無苦痛、照護者也不必受苦，然而比起猝死，經歷數日到數個月的病痛再緩緩離世，我想應該好得多。試想，倘若子女在某天一早驟然發現父母已與世長辭，那會是多大的衝擊呀？即使臨終的場域不是家中，而是長照機構的病房，我也不希望給照護人員、醫療人員或身邊的患者帶來驚嚇。只盼身體能逐漸抱恙，讓我有足夠時間發覺自身已在漸漸邁向死亡，並給珍貴的人們留下最後的問候與遺言等。

此外，當身體機能開始逐漸衰退，我也不願勉強延長壽命，只想向我竭盡全力堅持百年的身體表達感謝，給予它安適的休息。倘若消化器官實在無法再運作，那就慢慢停止進食；倘若呼吸器官表示實在撐不住了，那就順其自然在自主呼吸停止時嚥下最後一口氣，在尚有意識的最後一刻，衷心感謝主，並閉上雙眼陷入長眠。我要帶著這一生幸福的回憶、為他人生命努力的善行、美好的微笑面對死亡，直到氣息漸漸變淺，進入失去意識的狀態，終止呼吸。

我希望有個簡單樸素的葬禮。自己盼望母親還在世時，子女便已盡力照顧，於是能懷著「照護工作終於結束了」的心情，輕鬆地送別。實不相瞞，對於最近流行的「葬禮上哭最大聲的就是不肖子，小聲啜泣的才是孝子」這種說法，我頗有同感。如果子孫和摯友都能對我的死亡毫無後悔與遺憾，能聚在一起舉行一場和睦寧靜的葬禮，那我便別無所求。嘗試想像死亡的瞬間，讓我們對於如何為美好的死亡做足準備、如何度過餘生，會變得更加清晰，死亡終究是生命故事的一環。

在生活中，我們其實不時在預習著死亡。無論是患上嚴重的疾病、走過生死關頭，或與珍愛之人天人永隔，抑或與他人互相傷害，這些都令我們深惡痛絕。然而人生並非只有疾患、別離、憎惡，更有幸福、相遇和愛。快樂的時刻也好，痛苦的時刻也罷，只要能踏實地、竭盡全力地活過每一天，那麼當死亡的瞬間到來，是否能無怨無悔為過去的人生感到滿足？

倘若像電影或小說一樣，我們能在死後見到神祇，收到祂對此生的評價，我真的怕聽到「你從不願為親朋鄰里多付出，善行存摺空空如也」而備感羞愧。為他人奉獻自己，原宥厭惡的人與之和解，在死亡那一刻不也能更加平靜安詳？

安寧善終，壽終正寢

我要好好照顧自己的身體與心靈,讓身心能順利堅持百年、沒有大恙,並和真心相愛的人們幸福地度過每一天。多多敦親睦鄰,在陰德存摺見底之前盡快將它填滿,並早日原諒那些傷害我、讓我憎惡許久的人們。

　　歸根結底,美好的死亡就是美好人生的另一個名稱呀!

> **樂活筆記**
> - 面對死亡不應僅在臨終階段開始,而是應提早建立「善終」觀念,將死亡視為人生的自然延續,而非避而不談的終點。
> - 預備更有品質及無悔的老年生活,應思考該如何過生活、如何與人和解、如何更在意自己的身體與情緒照護。
> - 減少不必要的延命措施,強調自然死亡與善終尊嚴,需要患者與家庭提早討論醫療照護計畫。

50 年後的我

透過音樂預習人生的每一段

90 年代,申海澈[1]、無限軌道和 N.EX.T 陪伴我度過了身為國中、高中生的青春期,還記得我整天把迷你錄音機抱在懷裡認真聆聽、跟唱,直到磁帶都鬆脫為止。上大學時,我也曾用辛苦打工賺來的錢購買音樂 CD,享受生活中的小確幸。不知不覺間,當年的小女孩,已成為和申海澈共度三十多年的熟齡粉絲。

申海澈的粉絲最喜歡他哪一面?不斷嘗試新事物的實驗精神,獨樹一幟的音樂風格,從不吝為社會問題發聲、以批判性視角進行社會參與的勇氣,隱藏在尖銳詞鋒之下的溫暖人性⋯⋯,儘管他有太多魅力掌控了整個時代,我還是對他的歌詞情有獨鍾。

---

[1] 1968～2014 年,韓國傳奇流行歌手,以無限軌道樂團主唱的身分出道,後另組搖滾樂團 N.EX.T。

雖然我對前衛搖滾或電子音樂等艱澀的音樂術語一知半解，但在絢爛的樂聲中，如孤單獨白一般徐徐吟唱出關於自我與存在、生命與幸福的字句，感覺就像在翻看我的日記一樣。

我最鍾愛的專輯是發行於 1989 年的〈無限軌道〉，以及 1991 年的〈Myself〉。對人生進行反思的〈當我們生命將盡時〉（When Our Lives Are Almost Over）、在大學歌謠節斬獲大獎、一炮而紅的〈致你〉（To You）、向心中的少年告白的〈寫給自己的信〉（Letter To Myself）、為晚年感到苦惱困惑的〈50 年後的我〉（50 Years After）、不朽的名曲〈爵士咖啡館〉（Jazz Cafe）、每當面臨人生難關時必聽的應援歌曲〈在路上〉（On The Road）⋯⋯，收錄的所有曲子都是申海澈的歌曲，也是屬於金英媽媽、屬於我的歌曲。

對於青春期的少女來說，聆聽申海澈的音樂有如閱讀描寫自我成長的小說《德米安：徬徨少年時[2]》，就像為疲憊的心靈服下一劑撫慰靈魂的維生素，也像聽見前輩在我耳邊傳達「妳一定做得到」的鼓勵。

---

[2] 由德國小說家、諾貝爾文學獎得主赫曼・赫塞（Hermann Hesse）所撰寫的小說。

在那徬徨莽撞的時期，每當我自己窩在房間，一連聆聽他的歌曲好幾個小時，心中總不免浮現一個疑問：申海澈為何如此畏懼長大呢？

每一天，我都渴望盡快成為大人，成為不必早早起床到校自習、熬夜念書的大人。只要長大，我就能自己掙錢、買漂亮的衣服，可以去旅行、談戀愛……，似乎有一場歡快又精彩的慶典正在未來等待著我。

等我總算來到引頸期盼的 20 歲，歡慶成年的樂聲卻未曾奏響，取而代之的是亞洲金融風暴爆發。大韓民國經歷了巨大的痛苦，我們家也沒躲過這場風暴。平時，我白天上學，利用晚上和週末的時間打工。當時的願望唯有週日能好好休息 1 天，連週末都要一大早起床、拼命打工賺錢的成年生活無比艱困。我開始盼望 30 歲的到來，期待之後就能擁有穩定的職業和婚姻生活。

30 歲到來。我畢業得比別人晚，直到 30 歲才成為社會新鮮人。找到工作的喜悅相當短暫，感覺就像脫離了父母和學校的懷抱，一股腦被扔進冰冷的現實當中。與我同齡的同事都能熟練地完成工作，我卻對業務和人際關係都十分生疏，周遭人恍若責備的眼光和羞愧感令我畏縮不前。我開始

想變成 40 歲，到了那時候，我應該能多少老練一些吧？

40 歲如約而至。就業、結婚都很晚的我，在 40 歲生下了孩子，成為母親。經歷社會生活的磨練、好不容易才學會的察言觀色，對不分晝夜哭鬧不休的嬰兒根本行不通，育兒讓人同時體會到極度的幸福與極度的疲憊，更是超高難度的新世界。就連照護生病的父母、盡一分為人子女的孝心也非常困難。

我就這樣走在奔波勞累、庸庸碌碌的人生道路上，忽然想起很久以前聽過的申海澈的樂曲。就如他的歌詞所說，長大成人的過程就是一連串可怕而艱難的選擇。每次面對畏首畏尾的內在自我，我總會不斷發出詰問：「妳現在過得好嗎？」並努力尋找答案，在這些時刻，申海澈的音樂總是撫慰著我、激勵著我。

「聽著，朋友！不要過度擔憂。吟唱這首歌的申海澈也好，聽著這首歌的其他人也罷，世上多數人都是這樣徬徨地生活著。不只是你一個人而已，能夠自我省察、自我反思，表示你已經過得非常努力了。最重要的是，現在的你必須幸福地活下去，世上每個人都擁有幸福生活的權利和義務。」

我原本以為歌手能與粉絲一起老去、長久相伴，豈料他離世的消息來得如此突然。許多人都在那次死亡面前感到茫然自失，看著新聞上的訃聞，我簡直不敢相信自己的眼睛和耳朵，心情就像我那珍貴的、與音樂為伍的少女時期也一同遺失了。

如同歌曲〈50年後的我[3]〉所描述的那樣，倘若粉絲們還能看見50年後他年老的模樣，那該有多好？即使那時的申海澈就如歌詞所寫的蒼老潦倒，我們也能持續愛戴著他。〈Myself〉，是什麼樣的契機令當時還是二十來歲青年的申海澈，想起自己50年後的模樣呢？他和我一樣，有機會近距離地觀察老邁、思考未來嗎？人類的生老病死應該是哲學最終極的探討，聽著既是哲學家又是名音樂家的申海澈在年輕時真摯思索晚年、留給後世的曲目，我也會想像自己50年後的人生。

跨越老年，想像著死亡的瞬間，耳邊就會響起另一首名曲〈當我們生命將盡時[4]〉。我們都為了某種追尋來到這

---

[3] 見參考文獻18。申海澈，〈50年後的我〉（50 Years After），〈myself〉，1992.01.01。

[4] 見參考文獻19。無限軌道，〈當我們生命將盡的時候〉（When Our Lives Are Almost Over），《當我們生命將盡的時候》，1989.06.01。

個世界，也為了尋找那個答案踽踽獨行，總有一天，將會迎來生命的尾聲。這時候，若有人在你耳邊悄聲問道：「對於過去的歲月，你是否留有遺憾？」我們都將能自信地回答：「是！」這首歌就是歌頌這樣努力生活的人生。

儘管心知肚明人人都難免一死，但人們總是極力忘卻此事，彷彿能長生不老一般。而申海澈卻告訴我們，我們無從得知那一刻會以何種面貌、在何時到來，唯有勇敢地面對死亡，才能領悟到將來的時間有限，並更加珍惜今日，無怨無悔地生活。

我的摯友、我的明星、我的音樂家……，你以優美歌曲為在人生道路上迷茫的我指點了迷津，如今，你已成為遙不可及的天空中永恆的星辰。我默默祝禱，願申海澈老師獲得安息。

> **樂活筆記**
> - 透過熟悉的旋律與歌詞，人們得以自我對話、釋放壓力，有助於情緒穩定與心理健康。
> - 青春偶像、公眾人物的離世，讓粉絲群體集體面對死亡話題與生命價值省思，也凸顯悲傷輔導、哀悼支持系統在現代社會的重要性。

意志和執著

與其戰勝病痛,不如學會與之共處

英媽:「這株常春藤長得真好呀!」
奶奶:「那還用說,也不看看我多用心照顧。」

　　一盆長得旺盛的常春藤就靜置在老人家床邊的窗台上,老奶奶正凝視著生機勃勃的綠色小生命,聽到我的話,那化妝的漂亮臉蛋便轉向了我。每次早上查房時,我總能見到常春藤奶奶在病床上認真地梳妝打扮,彷彿梳化了一輩子那般自然的妝容和灰白帥氣的髮型,在病人服外面套上一件花紋夾克,模樣相當華貴。

英媽:「您真是勤奮,天天都一早就開始化妝。」
奶奶:「我沒有一天不化妝的。」
英媽:「我就是嫌麻煩,又要戴口罩,所以平時不怎麼化妝。」
奶奶:「那怎麼行,就是得趁年輕好好打扮自己呀!」

常春藤奶奶不僅總將自己打扮得漂漂亮亮的，對疾病的治療也很積極。病床旁的小隔板堆滿了各種營養補充品，每天看著介紹健康常識的電視節目認真做筆記。她對於何時動手術比較好、接受什麼手術更合適、吃什麼補藥或食物能更有精神都充滿好奇，也會不時抓住經過的醫療人員，告知自己的身體狀態，希望能盡早痊癒。

　　此外，如果對處置方式有所不滿，她也會直接提高音量爭論，萬一情況沒有如預期好轉，她偶爾也會以過激的言論批評：「全是一些江湖郎中。」

　　病房裡的患者不時因奶奶引發的騷動疲憊不堪，也用「又貪心又毒舌的老太太」暗暗批評她。就這樣，常春藤奶奶在病房中被貼上「最挑剔、最難應付的患者」標籤。

　　年輕患者對於治療抱持積極態度，通常會被評價為生存意願強、獲得讚賞，但上了年紀的患者，若表現出無法接受老化、費盡心思延緩的態度，卻不免被議論成「不服老、不知足」。每個人當然都希望自己早日康復，為何我們對老人家的努力往往更苛刻呢？

常春藤奶奶也和大多數老人家一樣，只顧著直視前方過活，驀然回首，才驚覺自己已經垂垂老矣。我們總是不自覺地將老邁和病痛當作他人之事，直到倏然發現鏡中衰老的自己，都難免驚慌。

　　有些人認為老化是自然規律，能夠平靜地接受；有些人則認為自己變成老弱病殘而自艾自憐；更有人面對歲月無情，會不放棄地選擇與之抗衡。常春藤奶奶就如同抵抗重力、攀爬著高牆的常春藤，成為一名決心與光陰對抗的鬥士。

　　與其因失去對生的欲求而深陷憂鬱，我認為不如熱愛、執著並關照自己的身心靈還更好一些。只是相比於年紀，常春藤奶奶的外在雖然顯得相對年輕美麗，卻未能將時間用來感恩自己的健康，總帶著煩躁怨嘆身世，這點確實令人遺憾。

　　見到奶奶今天又發起牢騷，我對她表示：「老人家身上的疾病，就和臉上長了皺紋、頭上長了白髮一樣，是上年紀後自然產生的變化，所以不必總想著阻止老化、擊退病痛。我們要試著將疾病當成老年的好友，努力和它變熟，到了這個年紀，我們不是要克服病痛，而是要耐心安撫，與它好好共處才行。」說完，我就看見奶奶悶不吭聲、一臉不服氣的樣子，立刻明白我的囑咐已被當成耳邊風了。

意志和執著

回到診間，我脫下白大褂後洗手，對鏡子中的自己問道：「等妳上了年紀，真的有辦法如妳所說，老老實實接納衰老和病痛嗎？」但我沒辦法自信地做出「是」這個回答。要安撫這兩位不請自來的朋友，需要莫大的勇氣，倘若連我自己都辦不到，又如何能將此事強加在常春藤奶奶身上？一思及此，責難她的心情也不知不覺煙消雲散。

　　或許常春藤奶奶並不是對我們醫療團隊未能治癒她的年邁與病痛不滿，而是在對歲月無常發脾氣吧？即使明知世上唯一不變的真理就是「沒有永恆不變的事物」，但我仍會本能地想迴避，盼能恆久不變，為韶華易逝備感煎熬。渴望不老、渴望年輕、渴望健康地活著，這究竟是對生活的熱忱還是執著？作為尚未經歷老年的年輕人，我也難以拿捏合適的界線。

　　然而一如少年時對青春滿懷期待，中年時負起對社會與家庭的職責，我認為人至老年也有為生命劃下句點、準備迎接死亡到來的課題。一個人要達成從出生至死亡的完整一生，就必須隨著年齡增長接納改變，縱使老年生活有諸多不便與困難，也要試著包容，畢竟誰也不能違背大自然的法則。

我不想白白消磨時間、責怪歲月不饒人,而是想要尋找生命的意義,好好記錄下來,並盼望自己擁有足夠的勇氣與寬容,將名為「我的人生」的這本史書一路書寫到最後一章——美麗的晚年時光。

樂活筆記

- 與其因失去對生的欲求而深陷憂鬱,不如熱愛、執著並關照自己的身心靈還更好一些。
- 試著將疾病當成老年的好友,努力和它變熟,不是要克服病痛,而是要有耐心安撫,與它好好共處才行。
- 醫療工作者在面對病人情緒時,要意識到「自己終將步入老年」。這樣的同理心思維有助於建立良性的醫病關係。

CHAPTER
3
居家照護和長照機構的決擇

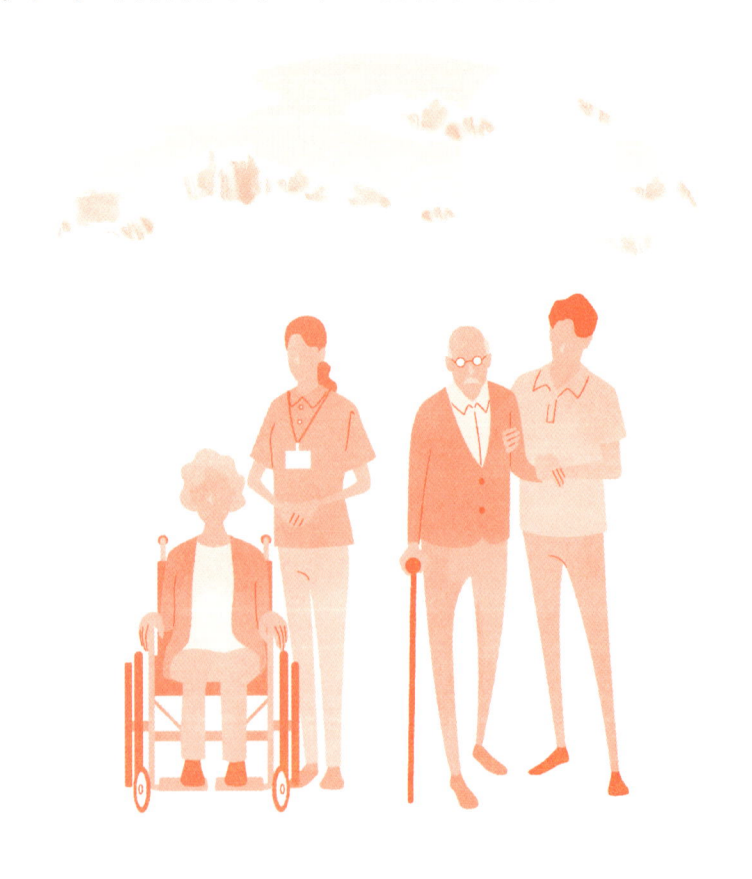

這章交織著我作為女兒與兒媳的照護經驗，
與身為醫師在護理之家的實際觀察。
當親人需要被照顧時，
我也曾掙扎於「居家照護」與「機構安置」之間。
這段歷程讓我重新思考，
若有一天我也步入衰老，需要依靠他人協助，
該如何為自己與家人做出周全的選擇？
這是一場關於角色轉換、
照護倫理與情感抉擇的深刻考量與對話。

19 歲，戰爭遺孀

照護現場被重新觸動與療癒

有一位九十多歲的老奶奶住院了，她的身體其實相當硬朗，沒有耳背與失智症，因此交談也很順暢。雖然她表示自己腰疼，但腿腳靈活、步伐有力，能夠自行進出洗手間，也經常會在走廊上運動。

此外，每當我去查房，她一定會站起身來打招呼，治療結束時，也不忘彬彬有禮地表示：「托醫師的福，我才能過得這麼好。」周遭的患者、護理人員或醫療人員都很喜歡這位奶奶，而她又碰巧與我的親奶奶同齡，更是備感親切。

英媽：「老人家，身體都還好吧？」
奶奶：「托醫師的福，我很好。」
英媽：「老人家，您跟我奶奶同齡耶！」
奶奶：「哦！真的嗎？」
英媽：「奶奶怎麼能這麼健康？有什麼祕訣可以告訴我嗎？」

奶奶：「我也沒什麼特別的祕訣，妳回家問問妳奶奶吧！」

聽完，我一時語塞，因為我的奶奶早在 20 年前過世了。

奶奶，我的奶奶。奶奶出生於慶尚道[1]某個小村莊，洛東江[2]江水蜿蜒流淌，她是家中長女，在弟弟們上學期間，她只能忙於務農和打理家務，連小學都沒能順利畢業。經過飢寒交迫的日帝強占期，她在 17 歲時越過山嶺，和隔壁村同年紀的高中生舉行婚禮。隔年春天，她生下我的父親（成為奶奶的大兒子），豈料不久後韓戰爆發，她也在當年失去丈夫。就這樣，我的奶奶在 19 歲時成為一名戰爭遺孀[3]。每年顯忠日一到，就會傳述著許多失去丈夫的悲傷故事，但我卻從未見過比我奶奶更年輕的戰爭遺孀。

奶奶過往的歲月，我如何能揣度又如何用語言和文字表達？戰爭給我們這個再平凡不過的家庭帶來巨大痛苦。奶奶獨自一人種地務農，將剛出生的獨生子拉拔成人。她說，那

---

[1] 位於大韓民國東南部的行政區。

[2] 韓國最長河流，發源自太白山脈，往南流至釜山出海，為韓國東南部最主要的水系。

[3] 見參考文獻 20。Naver 網路辭典，「戰爭遺孀」。

段日子裡，她總是看著凌晨的星辰出門，又望著夜晚的星星摸黑回家，唯一的願望就是安穩地睡上一覺。無論悲傷或思念，都被遺忘在忙碌疲憊的生活之中，她只能懷抱著一線希望，只盼尚未發現遺骸的爺爺還在某處活著。

奶奶連一次都未曾對子女訴說往日的艱辛，也不曾表達對爺爺的思念。每次看見奶奶被磨短的指甲、突出的指關節、龜裂滲血的腳掌，以及她始終不曾落淚的乾澀眼角，我也只能暗自猜想她過往的痛苦歲月，心如刀割。

曾經，我在奶奶的錢包裡偶然看見國家有功者的證件，猛地大吃一驚。在那張黑白照片中，不過二十來歲的奶奶整張臉已經堆滿皺紋、滿是風霜，宛如老年人的面容。反倒是六十來歲的她經常被人稱讚是「童顏」，喜歡穿漂亮的衣服，那模樣才更顯年輕。奶奶笑著說，就連國家報勳部的職員也被她的照片嚇了一大跳，直問：「老人家，這真的是同一個人嗎？您看起來怎麼比 40 年前還年輕呀？」

每年 1 到 6 月，我總會想起奶奶。小時候，奶奶會穿上一身白色韓服，牽著我的手去公園。當時的我總是很開心，以為奶奶是帶我出去玩，直到懂事才明白，那是在顯忠日去忠魂塔看望爺爺。等我長大成人之後，奶奶便改成獨自前往

忠魂塔悼念。直到某一年的顯忠日，奶奶準備好白色韓服，卻說自己沒力氣、沒辦法去顯忠塔了。當年夏天，奶奶患病約莫 3 個月就去天國了。

今年的顯忠日，我和家人一起去顯忠院參拜。即使戰爭席捲韓國已過去七十多年，奶奶離世也二十多年，但一思及我的家族因戰爭烙下的傷痛，就忍不住淚流滿面。我朗讀了寫給天上奶奶的信，想起生下我們、養育我們、守護我們的奶奶的回憶。爺爺留下 19 歲妻子和剛滿百日的兒子獨自上戰場，而奶奶則用一輩子等候她的丈夫，這個女性為家族奉獻了一生，而我們能為奶奶做的，只有長長久久地牢記她的人生。爺爺守衛著家國，奶奶則守護著家庭，身為後代，我們下定決心在各自的人生崗位上盡己所能、努力生活，以報答他們的犧牲。

偶爾在醫院裡遇見和奶奶同齡的老人家，或見到和奶奶面容相似的老奶奶，也令我更想念奶奶。「同年紀的老奶奶都還活著，為什麼您那麼早就離開我們呢？」我在心中對奶奶問道。

幾天前，和奶奶同齡的老奶奶健健康康地出院了，我帶著笑臉告別，緊緊擁抱著她。

泥鰍湯回憶

暑假即將結束的時候,
泥鰍湯的季節也隨之到來。
為了瘦瘦小小的大孫女,
我的奶奶也煮了泥鰍湯。

清道[4]水土豐饒,
氣力十足的野生泥鰍,
在一道道田壟間擺動。
撒下大把大把的鹽,使勁晃動大盆,
用力揉洗南瓜葉,
熬煮出醇厚發白的湯頭,
將帶骨的泥鰍絞碎、加入白菜煮到沸騰,
就是一鍋美味的奶奶牌泥鰍湯。

加入1勺雨來菇粉,
趁熱舀上一大碗,要長胖點呀!
配著一句奶奶的嘮叨,
第一碗泥鰍湯永遠是屬於我的。

4　位於慶尚北道最南端的郡。

每到暑假將盡的時候，
泥鰍湯的季節就快到了。
沒能多吃幾碗飯就去世，
我奶奶的忌日也將到來。

> **樂活筆記**
> - 在照護現場被重新觸動並療癒，在醫療工作中，病人有時成為我們「尚未說完的話」之對象，成為對家人遺憾的一種轉化與補償
> - 奶奶作為戰爭遺孀、失學農婦、家庭支柱，反映出過往世代女性在無聲中承擔巨責。提醒大家看見高齡女性身體下隱藏的堅韌與創傷。

奶奶臨終之際
面對親人離開的告別方式

　　奶奶是一位堅若磐石的人，即使經歷歲月風雨依舊屹立不搖的岩石。19 歲的戰爭遺孀迅速接納自己面前的命運，為了和年幼的兒子一同生存下去，成為最牢固的巨石。面對世事無常，她已無動於衷，眼睛連眨都不會眨一下，冰冷眼眶裡的淚水早已風乾，也從不落淚。

　　直到某天，岩石縫中長出青嫩的小草，冰冷貧瘠的岩石將柔嫩草葉視作金枝玉葉，珍重而憐愛。我是奶奶的大孫女，可說是獨占了奶奶的寵愛，在愛中成長。我們同住在一個屋簷下 25 年之久，在第二十五個年頭的夏日某一天。

英媽：「奶奶！奶奶！媽媽，奶奶呢？」
母親：「奶奶在 2 樓，她最近總是躺在 2 樓的沙發上。」

從某天開始，奶奶便一直躺在2樓的沙發，不願動彈。她說自己沒什麼地方不舒服，就是全身無力，只會在用餐時暫時走到1樓，隨意吃幾口飯又回到2樓。平時胃口特別好、飲食均衡，有一副大嗓門最愛念念叨叨的奶奶突然不吃飯不說話了，成天躺臥不起。

　　儘管如此，我也沒太過擔憂，只是專注在學校的期末考和暑假期間的教堂活動，總覺得奶奶會像平時那樣抱恙幾天，隨後就拍拍屁股重新站起身來，一如往常那般朝氣蓬勃地運動、四處串門、做起家務。

　　爸爸帶奶奶去醫院。之後，媽媽告訴當時剛考完試、正滿心期待暑假到來的我，奶奶得了癌症，是胰臟癌。一聽到這句話，我的身子便瑟瑟發抖。當時還是預科生的我其實不太了解，但也曾聽說胰臟癌是癌症之中最痛苦、預後最差的一種。

　　原本三代同堂和和睦睦、無憂無慮的我們家，因奶奶突如其來的病症，匆匆開始照護工作、連悲傷都顧不上。奶奶強烈表達想在家治療的願望。於是當爸爸為了維持生計繼續工作，媽媽就必須負責家務和看護奶奶。聽到奶奶的消息，奶奶最小的妹妹，也就是我們住在遠方的姨婆便趕來幫忙。

奶奶臨終之際

我們並沒有將病名告訴奶奶，因此她對病情知道得有限，只認為很快就會恢復健康。她想吃的東西很多，卻總是剛吃下幾口就吐了出來。體格壯實的奶奶在兩個月之間就瘦了一大圈，隨著病情惡化，腹水也漸漸積累。

　　上醫院診療主要由爸爸負責，媽媽和姨婆則全面擔起家庭照護的工作。姨婆和奶奶一起睡覺、洗澡、輔助她進食，甚至處理大小便，24小時寸步不離。

　　我則成為偶爾進房裡慰問、探視奶奶的旁觀者。雖然我也迫切希望病重的奶奶能早日康復，卻又對照護的勞務感到負擔，抱持著雙面的態度。儘管如此，奶奶卻不曾感到心寒，反倒害怕會將病情傳染給孫女，主動禁止我靠近，甚至多次囑咐旁人要將自己用過的物品徹底消毒。

　　直到最後，奶奶依舊堅決而拒絕住院。除了抽取腹水、開止痛藥和輸液等必要的治療之外，她自始至終都在家接受照護。二十多年前，對於癌症患者的安寧緩和病房或護理之家的概念相對陌生，也沒有居家照服員的服務，倘若拒絕住進大學醫院，除了家庭照護以外，也沒有其他方法。

　　雖然胰臟癌是極為疼痛的疾病，幸好奶奶並未喊疼。奶

奶身上熬過困苦歲月的硬繭，已結實得連癌症疼痛都感受不到，一想到這點我就心碎。每回見到奶奶，她都明顯地更加衰弱，皺巴巴的肌肉彷彿勉強依附在一身骨頭上，只剩因腹水鼓起的腹部若有似無地消長。

那個午夜，大家都已經入睡，姨婆忽然慌張地嚷嚷起來，說奶奶的狀態很不對勁。待在家裡什麼也做不了，我們只能趕緊撥打119。等待救護車到來的幾分鐘漫長而渺茫，奶奶連連喘氣、連眼睛也睜不開，便和爸爸一起上了救護車，趕往大學醫院。然而才剛抵達醫院，奶奶就被宣告死亡。就這樣，奶奶在救護車上握著爸爸的手，溘然長逝。

我在同一個屋簷下目睹了奶奶的變化，卻努力逃避她的死亡。那年夏天，奶奶給我整整3個月準備告別，我卻迴避、否定著現實，怠慢了照護，感覺好像在一瞬間就失去奶奶。倘若知道奶奶登上救護車的模樣，就是我能見到她的最後一面；倘若知道離別會毫無預兆地降臨，我多希望能再摸一摸奶奶的臉，再牽一次奶奶的手。

為了報答奶奶無與倫比的恩情，我這25年來都不懂事的孫女若能好好照護她，哪怕只有短短3個月，也不至於如此懊悔。如果時間能夠倒流，我想再握住奶奶的手，感謝奶

奶給我的愛，告訴她，有她在我們身邊有多幸福，往後我也會勇敢地活下去，請她不要擔心。

> **樂活筆記**
> - 當年長者選擇在家離世，並非消極拒醫，而是基於尊嚴、熟悉與陪伴的渴望。也反映出在宅終老是一種需要及早規劃與準備。
> - 雖住在同一屋簷下，卻無法在奶奶病中做出實質照護，形成深刻的心理愧疚。反映出世代間對死亡的認識差異，與死亡識能（death literacy）的欠缺。
> - 死亡識能指一個人或一個社會理解死亡、面對死亡，以及在臨終照護中做出知情選擇的能力，包含知識、態度、情感與實際行動等面向。

照看岳父

家庭照護者的身心挑戰與調適

同事:「(吃驚貌)你們真的每個月都跑到那麼遠的婆家?」
英媽:「對啊!」
同事:「哎呀!跟大孝子結婚,真是苦了妳這個媳婦。」
英媽:「可能不是每個月,說不定每週都會跑一趟,要是不把老人家接來一起住的話⋯⋯。」

和身為獨生子的外子結婚之後,我知道總有一天要侍奉公公,但是要和公公一起住這件事實在令人煩惱。

公公對待他唯一的兒媳總是非常親切,或許正因如此,每次搭火車、不遠千里來回一趟也只是有點疲憊,每個月去一次婆家並不是太折磨人,見到公公熱情而健康地迎接我們到來,也讓人既高興又感激。有一次,我和公公坐在老家的客廳裡聊天。

公公:「做子女的沒和父母住在一起,偶爾見一面才是盡了孝。」

英媽:「可是您住得實在太遠了,有時您身體不舒服,我們真的很擔心。」

公公:「萬一以後我病得太重,找一間我們故鄉這邊的療養院就是了。」

英媽:「這裡太遠了,您還是去我工作的護理之家吧!」

公公:「……。」

面對兒媳不識時務的回答,公公只是闔上雙眼、中斷了對話。此後,我也一直在苦惱如何向公公提議搬來和我們一起住,出乎意料的是,這件事在某一天就瞬間化為了現實。

三年前的春天,期盼已久的我終於懷上身孕。但這份喜悅還沒維持多久,公公就因長年的舊疾接受手術。好巧不巧,公公好不容易在大學醫院排上了手術,時間卻與先生的重要工作日程重疊,於是從住院手續開始,我就全權包辦術後的照護工作。由於我也要工作,我們同時聘僱照服員,但仍有許多事需要身為照護者的我來決定和協助。

公公待我一向和藹仁慈，我也早早下定決心，將來他若生病，我一定盡心照顧。但是在最需要安定的懷孕初期，我要一邊工作，一邊往返6小時的距離，依舊是疲憊得難忍淚水，不由得對先生和公公心懷怨懟。我只能轉頭向娘家的媽媽訴苦。

英媽：「公公為什麼偏偏要在這時候生病？」
母親：「什麼時候生病，這有人能控制嗎？」
英媽：「但我才剛懷孕，真的很需要靜養。要是我壓力太大，孩子也會很辛苦。」
母親：「想想這段時間親家公對妳的好，好好照顧他吧！唯有妳盡了孝道，將來妳的孩子才會孝順妳。」

　　幸好，公公平安出院了，我肚子裡的孩子也很健康。豈料將近足月的時候，我又遭受另一次挑戰。先生對我訴說公公的近況，顯得有些擔憂。

先生：「爸好像不太對勁，最近話變少了、講話也有點含糊不清……。前幾天，他說他想不起社區大門的密碼，只能一直待在門外等到有人進門。看來這回動了手術，似乎讓他的體力衰退不少。」

照看岳父

當時，我和先生渾然未覺公公的情況已相當嚴重。某一天，我們打電話問候公公，他說他1個月內體重掉了10公斤左右。一掛斷電話，先生立刻跳上晚班火車趕回老家，隔天一大早，就帶著公公到醫院進行各種檢查。

　　公公說他一吃東西就容易嘔吐，所以醫院安排各種內視鏡，也做了超音波。此外，因為公公口齒不清、話也變少了，便拍了腦部的照片，但沒有異常。因此我們最後只得帶著公公去身心科，此刻才發覺這些症狀可能不是來自身體的病症，而是心理的疾病，似乎也連帶引發初期的失智症。

　　先生認為是我們讓公公獨自待在老家太久，備感自責，公公似乎也很難接受自己的狀況。而我將近臨盆，一直苦苦期盼著生產前的產假，這下子卻必須侍奉生病的公公，心情無比憂鬱。

　　先生一邊工作，一邊負責家務，還要陪著公公去醫院，忙了一天都沒辦法休息。我也得拖著沉重的身體去上班，回到家又得幫公公準備飯菜，弄得疲憊不堪，下班時也總是匆促不已。

英媽：「爸怎麼老是挑我懷孕、需要休息的重要時刻生病呢？」
先生：「難道是他老人家想生病嗎？」
英媽：「我受不了了，我真的好累。」
先生：「妳想想，爸對我們那麼好，再忍耐一下，好不好？爸不也總是因為事事都不如意，最近老是掉眼淚嗎？」

　　一聽到公公落淚的事，我也禁不住一下子淚如泉湧。我反省著，我只考慮到自己的情況，卻未能體諒公公受到的衝擊和痛苦，我們也決定，讓公公繼續住在家裡。

　　產後，先生每天要在家中、公司和產後護理之家來回好幾趟，照顧我、孩子和公公。我也比原先計劃的日期提前返家，正式投入育兒和公公的照護工作，雖然在職場上，我對老人家的照顧已有長時間的經驗，但看護家人仍是頭一遭。我從一名專職照顧患者衰老與病痛的護理之家韓醫師，變成必須負責照顧父母的子女和照護者。

　　看護遠比育兒辛苦。由於新冠肺炎，居家照服一度中斷時，我甚至患上帶狀皰疹。我們自然而然考慮到長照機構這個選擇，但先生認為，公公的疾病有一半是孤獨造成的，希

望能再多陪陪老父親。最後，先生決定暫時停職，全權負責照顧公公。

在此之前，我從不曾設身處地為護理之家患者的子女設想，反倒輕率地唱起聖人君子的高調：「一名母親拉拔了那麼多孩子，但一群孩子卻照顧不好一位母親。」直到公公患病，我和先生成了照護者東奔西走，才漸漸理解照護者的身心疲憊。

侍奉身體硬朗的父母與照顧生病的父母，這兩件事有著天壤之別。撇開身體上的疲乏、因輪流休假致使經濟變得困難不說，最重要的是精神上的痛楚，近距離目睹公公的變化，讓人無比憂傷和折磨。儘管很想為公公竭盡自己所能，但看不到盡頭的日子每一天都鬱悶不已，眼見公公日日削瘦也使人沮喪，我們好似被禁錮在名為照護的牢籠，片刻也不得喘息，為這樣的處境感到憂鬱。

天天看著公公的模樣，也讓我們夫妻擔憂起自己的未來，害怕得叫人窒息。每當心力交瘁的時候，我就會回到房間，訴苦似地交代孩子。

英媽:「等媽媽老了、病了,別把媽媽留在身邊讓自己受苦,把媽媽送到醫院吧!」

孩子:「嗯。」

英媽:「……。」

聽見 3 歲孩子毫不猶豫地回答,我一時啞口無言,就像很久以前,公公的反應那般……。

樂活筆記

- 本文顯示在懷孕期間照顧長者的沉重負擔,也揭示即使身為醫療專業者,當角色轉為「媳婦、家人、照護者」,同樣會感到憂鬱、崩潰、無助。
- 照護長輩也是一次預習老後的機會,學習如何面對失能、孤獨與照護選擇,告訴自己應及早做規劃。
- 3 歲孩子毫不猶豫的回應,彷彿聽見自己對長輩的冷回應。傳遞出你如何對待長輩,孩子就可能如何回應你。

照看岳父

照護日記

看護和育兒之間團團轉

2019 年 8 月〇日

今天把休產假之前的最後一天年假用掉了,也是我唯一一天能待在家裡的暑假。雖然平時也不常去旅行,但今年夏天因為懷孕,就連短暫的外出都有困難。身體格外沉重又曾經流產,我直到最後一刻都必須小心、再小心。

昨晚,先生打電話向公公問安,得知他一下子瘦 10 公斤,又因為偶爾會出現認知衰退的症狀,所以他似乎也不清楚自己的體重。上個月剛回過老家的先生,表示不相信公公說的沒有太大變化,一掛斷電話就立刻跳上夜班火車回去,並搭隔天第一班火車將公公接來,我也開車到火車站接人。

我坐在車裡等著他們,望見公公在先生的扶持下走過來,即使相隔甚遠,也能看出公公步履蹣跚。以前健健康康、能快步上下地鐵階梯的公公,不過幾個月沒見就變得消瘦虛弱,體重少了 10 公斤也是事實。

我們帶著公公直奔醫院，醫院裡擠滿了患者。公公說他最近因為頻繁咳嗽和嘔吐而無法好好進食，於是接受內視鏡、超音波、X光等一系列檢查，但沒診斷出異常，由於頻繁嘔吐而令人擔憂的胃部也沒發炎症狀，相當健全。雖然沒有異狀是萬幸，但另一方面，我們也因找不到原因而擔心。

　　因長時間移動和到醫院看病，公公早已疲憊不堪，我們帶著他回到家，準備了飯菜。公公說他沒有胃口，還容易嘔吐，於是我煮白粥，但他只吃半碗左右就到廁所吐了。沒有腹痛也沒有頭痛，只是反覆咳嗽和嘔吐。我替他扎一針，又讓他服用家裡的韓藥，最後重新熬了一鍋粥。

2019年12月〇日

　　育嬰假快要結束。昨天凌晨2點孩子就醒了，哭鬧著不肯睡覺，半夜餵完奶，抱著他哄2、3個小時才又睡著。早上先生出門上班，我一邊收拾臥房，一邊照顧孩子，公公則整天坐在客廳看電視。

　　吃了韓藥後，公公嘔吐的症狀雖然漸漸好轉，但偶爾還是會反胃嘔吐，儘管飯量有增加，但體重依然原地踏步。他最近越來越少說話，發音也越來越不清晰，所以也去神經科就診。

為了確認是否有腦部損傷,他還做了MRI(核磁共振),但除了高齡導致的腦萎縮以外,沒有發現其他疾病。可是公公不時會出現疑似認知衰退的症狀,因此我們又去住家附近的失智症中心進行相關檢查。結果出來後,公公在中心的合作醫院被診斷為阿茲海默症,並判定為需要長期安養的等級。

　　過去,公公總是勤奮地打理故鄉的老家、努力運動,自從生病後,他只是躺臥在電視機前,整天動也不動。雖然搬到兒子家裡已過幾個月,但住在這兒似乎還是令他不自在。為了維持公公剩餘的機能,我們必須設法改善他的生活。於是先生勸說公公白天到日間照顧中心,除了要改善公公的無力和憂鬱,這也是為了減輕我的負擔而決定的選擇,以免我整天在看護和育兒之間忙得團團轉。

　　我們走遍了住家附近的日照中心,最後選擇距離最近、活動較多樣化的地方。對陌生環境感到害怕的公公原先拒絕前往,但顧慮到兒媳的情況,今天終於在兒子的遊說下,第一次去日照中心。

　　我站在陽台上,目送公公搭上日照中心黃色車輛的身影,心情就像母親硬要送走不想去幼稚園的孩子一樣沉重而

擔憂，淚水也跟著滑落。「公公！雖然剛開始比較辛苦一點，但您適應之後，會比只待在家裡好很多。一路順風！」

2020 年 3 月〇日

挺著臨盆的大肚子搖搖晃晃從事醫院工作時，老人家們都反過來為我擔憂，生怕我累過頭。在分娩當天，即將見到孩子的喜悅有多大，恐懼就有多深，但我下定決心絕不哭泣或喊叫。即使不眠不休的育兒工作相當艱辛，但也是為人父母理所當然的職責，所以我就這樣一天又一天、1 小時接著 1 小時地咬牙堅持著，努力照顧孩子。

然而，當為人子女的我們理應盡孝，開始照顧公公，卻令我感到無比艱辛。公公對他唯一的兒媳好得沒話說，即使現在必須與失智症的病魔對抗，他也盡可能不給家人造成傷害，然而他日漸惡化的病情對我們夫婦來說，卻是極為沉重的負擔。先生甚至放棄工作，一心一意照顧公公，每當他筋疲力竭時，就會對我訴苦、衝著我出氣。雖然理解他的心情，但我也很疲憊。我整天在醫院裡奔忙，一下班又忙著育兒，不禁慨嘆已經好幾年都回不了娘家，為什麼要活得這麼辛苦？昨夜將孩子抱在懷裡餵奶時，我不禁痛哭失聲。凌晨這樣嚎啕大哭肯定打擾鄰居了，但我實在太過傷心，根本顧不上。比起身體上的勞累，精神上的痛苦更是折磨。

我的想法不斷地在父母和子女的立場之間衝突。每次見到公公，我都會想起自己的晚年，照顧公公雖然辛苦、往往讓我淚流不止，但內心也暗暗希望，等我老了生病時，也能受到子女盡心照顧，就這樣在相悖的二者之間拉扯。同時，我更貪心地企盼孩子見到我們夫妻盡心照顧公公的模樣，未來也會懂得孝敬父母。但我很清楚，照顧生病的父母永遠少不了孩子的犧牲，孩子將來負擔得起我們這對年老多病的夫妻嗎？即使醫療方面有國家補助，孩子要同時照看我和先生，是不是太吃力了？

　　為了年幼的孩子，父母可以盡最大的努力，心甘情願撫養他長大，但孩子成年後要侍奉年老體衰的父母，卻是心有餘而力不足。看來，育兒是守護子孫的本能，並不那麼辛苦，但孝道往往是對這份親情的回報，也更顯困難。比起成為好的父母，要成為孝子孝女，往往加倍艱難。

2021 年 7 月〇日
　　週末是公公的生日，我們準備他平時最喜歡的紫菜飯捲、雜菜、海帶湯和烤蝦，在生日蛋糕上點了蠟燭，和孩子一起為他唱生日快樂歌。比起往年的節慶或生日，這一次只有獨子和兒媳一起慶賀，宴席多少也有些冷清，但孩子大大填補我們家的空間，帶來無比溫馨。

從日照中心回來後，公公每晚都會在客廳陪孩子玩耍。孩子剛出生時，公公主要是用室內嬰兒車推著孫子，現在孩子已長到能夠互動的階段。每當爺爺從房裡出來，孩子就會高興地喊著「咖！咖！」意思是想跟爺爺一起玩卡片遊戲。一盒裡有 50 張卡片，孩子的耐心已發展到足以坐下來慢慢學習的程度。他很喜歡跟爺爺一起玩卡片，傳授自己僅有的知識，會將卡片上所繪的事物一一教給爺爺，爺爺則輪番看著孩子和卡片，樂呵呵地笑開。

　　近來，公公越發沉默寡言，過去他還常向我們提起中心裡發生的事或遇見的人，但最近幾乎隻字不提。即使是在需要表達意見的情況下，他也只能分別說出幾個單字，無法說出完整的句子。看著爺爺注視卡片的表情漸漸迷糊，孩子的神色也越來越吃力。

　　有句話說：「逐漸變老，就像慢慢變成一名老小孩。」我在同一個空間裡同時撫養孩子、照看父母，更能清晰地觀察到人類的成長與衰老。

　　孩子牙牙學語，慢慢學會說話；老人家則漸漸喪失語言及文字，溝通日益困難。孩子蹣跚學步，跌跌撞撞地邁開步伐；老人家步履維艱，不時失去重心癱坐在地。孩子透過排

便訓練，最終習慣使用馬桶；老人家則一再大小便失禁，最終必須穿上成人紙尿褲。相對於孩子發育的過程；老人家的能力則日漸衰退。

我雖然在護理之家工作，自認早已習慣老年人的生活與變化，但親眼目睹父母的老邁和疾患，心情更是複雜，有時也更加悲傷。對於韓醫師來說，無論生老病死，都是觀察、治療、研究的對象，但對於照護父母的子女而言，這是每天都必須克服的悲傷和現實。

當我因為照護艱辛而出言抱怨、掙扎不止時，總會驀然想起：「此刻最辛苦的人不是我，而是公公才對。」因病痛最感混亂與痛苦的，不是近距離觀察照護的韓醫師，也不是負責照顧父母的子女，而是老邁且患病的當事人，就連我也花了很久時間才體察到公公的心情。

2021 年 12 月〇日

昨天是婆婆的忌日。在很久以前，為了生病的婆婆，公公曾在家中與醫院來回奔波，照看她許多年。婆婆過世後，他獨自生活十餘年，為了不給子女造成負擔，他堅守自己的健康，在經濟上也徹底做好養老的準備。和公公異地而居的我們夫婦每月都會返回老家看望他 1 次，先生去

婆婆墳前祭拜時，我就留在家中，陪公公說話。公公經常談起過世的婆婆，他會笑著回憶婆婆的成長過程，還有兩人結婚、育兒的故事，但談起婆婆與病魔抗爭那幾年，他總是顯得相當痛苦。

不知從何時開始，原先身體健朗的公公遺忘公寓大門的密碼，遺忘以前會親自準備食物、籌備婆婆的忌日。去年，他還在莫名其妙的日子忽然提起沒有替母親祭祀，對兒子夫婦大發雷霆，而今年明明忌日將近，他卻什麼也沒提。

祭祀時，先生突然朝公公問道：「爸，我們現在在拜誰？」但公公只是呵呵笑著，沒有回答。經過先生再三詢問他是否不清楚我們祭拜的是誰，公公才點了點頭。「爸已經把媽忘了，他怎麼能忘記媽媽呢？現在這個世界上，只剩我一個人記得媽媽了，啊啊……。」對於公公的反應，先生雖然非常傷心，但公公平時也總是傻笑著連連點頭，因此我們無法確定公公是否真的忘了婆婆。

公公和婆婆都有許多兄弟姊妹，但生病時卻沒有人伸出援手。婆婆生病時，在外地念書的獨子雖然每週都會返家探視，但實際上負責照看病人的都是公公。數年之間，先生無微不至照顧妻子，實在難以想像這樣的生活有多艱困。記得

數年前，公公曾對替他擺了一桌七旬壽宴的我說：「孩子，別太費心了，煮碗海帶湯就夠了。之前我 60 歲的時候，我兒子因為學校考試，連家都沒回，我為了照顧妳媽，也只在醫院的餐廳吃 1 碗湯麵而已。」聽著公公的話，我的眼淚不禁奪眶而出。照顧患者固然辛苦，就連看顧他們的家屬也很難維持平凡的日常生活。偶有一些值得開心的事，也會第一個想起生病受累的患者，享受平凡幸福的心情、也會在不知不覺間蒙上一層罪惡感。

公公相當疼惜婆婆，無論健康或是生病，他都寸步不離，盡最大的努力來照顧妻子，即使在婆婆過世後，對她的愛仍不曾稍減。即使因為失智症失去包括妻子在內的大部分回憶，那份愛與犧牲的紀錄也絕不會被抹去。

2022 年 3 月○日

幾天前，公公和我被確診了新冠肺炎，似乎是由於日照中心的職員感染了，連帶傳染給去中心活動的老人家。請了育兒假待在家裡的我，應該也被公公兩次感染了。幸好，先生和孩子都還是陰性。

近幾年，我連小感冒都沒得過，這回 38°C 至 39°C 之間反覆高燒、咽喉疼痛和劇烈頭痛一次襲來，就像同時得了喉

嚨痛、鼻塞、流鼻水和渾身乏力的重感冒。早上，我和公公一起去附近的醫院看病、拿了處方，回家後就在各自的房間進行自我隔離。

豈料當晚獨自在房間用餐的公公就發生窒息。他平時也容易被食物噎著，這回多半是新冠造成的咳嗽與吞嚥食物所引發的。聽見公公喘個不停，先生立刻衝進房裡，緊急實施了哈姆立克急救法，在房間隔離的我則撥打119報案。

公公因為血氧飽和度下降導致發紺[1]，意識也漸漸模糊。先生根本顧不得什麼新冠傳染的風險，立刻開始替公公實施心肺復甦術，口中接連呼喊著：「爸！不要死！你不能死！」身穿防護服的急救人員做完急救措施，便帶著公公和先生一起前往新冠專責醫院。我滿心擔憂，生怕公公會像奶奶那樣在救護車裡長逝，不由得淚流滿面。幸運的是，公公順利抵達醫院，接受治療後病情也有了起色。

終於，我們可以去醫院接公公回家了。負責治療新冠患者的指定隔離醫院防疫工作做得相當徹底，經過三重防護牆，我們在深深的地下停車場等了好久，才見到坐在輪椅上

---

1 因身體缺少氧氣，血液在含氧量較少時變得較為暗紅，暗紅色的血液在流經表淺血管時，會造成皮膚或黏膜發青發紫，最常發生於肢端及嘴唇。

的公公。幾天不見,他似乎更加消瘦了。一見到公公,我的眼淚不禁潰堤,總覺得是我每次照護公公太累時,總會冒出想早日解脫的心情,才導致這樣的意外發生,內心滿是愧疚。回家的路上,儘管我一再對公公道歉,公公空洞的雙眼也只是凝視著春花盛開的窗外,毫無反應。

公公!是我錯了,請您快點康復吧!

樂活筆記

- 無論生老病死,都是觀察、治療、研究的對象,但對於照護父母的子女而言,這是每天都必須克服的悲傷和現實。
- 病痛最感混亂與痛苦的,不是近距離觀察照護的醫師,也不是負責照顧父母的子女,而是老邁且患病的當事人。

照護人，獨生子

單一照護者的身心壓力

在懷孕期間，我懷著激動的心情讀了許多育兒書籍，直到產前足月開始照護公公時，也自然改成閱讀照護相關書籍，我既想從同病相憐的作家那兒得到些許安慰，也想了解他們的經驗。在我讀過的幾本書中，雖然也有患者的兒子來當照護者，但大部分仍是女兒、孫女、妻子或兒媳等女性。

往日家父長體制盛行時，看護老人自然是女性的工作，其中又以兒媳為主。在過去，當父母年紀漸長，跟兒子媳婦一起生活是理所當然，和女兒住則會抬不起頭來。兒子是自己晚年的保障，更是祭祀祖先必要的存在，但當父母患病時，真正負責看護的卻不是兒子，而是兒媳。

由於男人要出門賺錢，所以打理家務、照顧公婆的工作就落到兒媳頭上。在那個沒有長照機構的年代，某戶人家的兒媳照顧患有老年失智或中風等重病的公婆多年，是時有所聞的故事。

然而隨著世事轉變，孝道文化也有所改變。在近年的流行語中，有句話叫作「自己的父母自己顧」，意指即使是結婚後，雙方也應該各自對自己的父母盡孝。婆家的大小瑣事就由丈夫自行處理，娘家的問題則由妻子自己照看，不該由兒媳代替兒子奉養公婆，應由兒子自己孝敬父母。

此外，近年來，老後與女兒一起居住的情況也增加不少，逢年過節或家中遭逢事故時，公平照應雙方家庭也變得理所當然了。

儘管我認為「自己的父母自己顧」這種理念非常合理，但也認為兩個家庭的各種瑣事很難像刀切豆腐一樣，分得一清二楚。我先生是獨子，老家又只有公公1人，每到節日，當我們夫妻祭祀完準備離開時，一想到只剩公公獨自待在老家，根本連娘家都捨不得去。畢竟我父母都在娘家，還有兄弟姊妹和親戚會去造訪，多半不會太孤單。

但是開始照護公公之後，我逐漸認為對逢年過節的不滿，只是孩子不成熟的牢騷罷了。在父母身體健康的時候，趁節日互相走訪，為父母過生日、幫忙祭祀，苦惱該給父母多少零用錢，這些充其量只是平凡家庭的和睦日常。一旦父母親生病了，這些家庭日常就會迅速發生劇變。

以我們家來說，在我休產假幾天前，我們將公公接過來了。公公的主要症狀是嘔吐，先生主要負責陪他去醫院看診，我則負責準備餐食、清掃衛生等家務。雖然要撐著足月的身子兼顧工作，同時起早貪黑準備飯菜，這對我並不容易，但只要公公能好好吃飯，我們也不至於太過擔憂。然而公公嘔吐的症狀不曾改善，帶他去多家醫院也沒查出病因，後來我們嘗試韓醫治療，才稍微好轉，症狀又立刻出現了。

　　先生和公公談過後，才發現這些症狀可能源自公公對我們隱瞞了某起訴訟，而導致壓力過大和失眠。先生出面解決問題後，公公的嘔吐情況也明顯好轉。之後，公公堅決不留在兒子家裡長住，也拒絕住進長照機構，希望能回老家生活。然而公公卻被診斷出失智症，未能如願回到故鄉。

　　在育兒假期間，我必須同時擔起育兒與護理工作，結果得了帶狀皰疹。公公一邊說著：「妳就是這陣子太辛苦了，才會落下病根，我害妳費心了。」一邊安慰兒媳。為了盡快恢復健康，在休完育兒假之後，我選擇比原定計畫更早復職。雖然在我復職的同時，也表示想讓公公住到長照機構，但先生卻說希望能多陪公公度過一些晚年時光。

先生是家中獨子,身邊沒有親戚幫忙看護,經過深思熟慮後,他決定以家庭為重,便辭去工作,成為公公的照護者。先生並未強迫我這個兒媳遵守孝道,而是決意親自照顧父親。雖然我們從雙薪家庭變成只有一人賺錢,收入銳減,但我也希望多給先生一點時間,讓他自己盡孝,更盼望當子欲養而親不待的那天到來時,先生不會有任何遺憾。

　　儘管我們夫妻盡了一切努力,公公依然日漸衰弱,嘔吐症狀雖止住了,但身體卻漸漸消瘦。肌肉慢慢從他寬闊的肩膀、健壯的體格流失,被風一吹就站不穩。他的認知功能也逐漸衰退,失去大部分的記憶,有時甚至連唯一的兒子都認不出來。

　　最困難的症狀莫過於語言能力喪失。剛開始,即使他發音含糊不清,對話交流也還算順暢;但漸漸地,他開始聽不懂別人的話,也說不出有意義的單字,明顯表現出失智症的多種症狀之一「語言功能障礙」。縱使我們一直堅持在日照中心和家中進行語言治療和認知訓練,但和公公交流仍越來越艱難。即使只是一些沒頭沒腦的話語也好,我們都希望多少得知他的想法、不便之處或喜好。一想起婆婆過世後十多年裡,公公一直獨自生活、無人能夠對話,就讓先生痛心不已。

準備餐食、帶公公上醫院等簡單工作，作兒媳的我都能做到，但照護工作全由兒子一肩扛起。公公步伐不穩，卻會在家中走來走去，一個晚上去洗手間也要摔好幾次，為了保護他，有好幾年，先生都只敢在客廳沙發小睡。公公吞嚥時容易噎著，每次用餐、吃藥、喝水都要有人細心觀察，並幫他收拾洗手間與更換紙尿褲。隨著公公大小便失禁的次數增加，先生每天都要用手將棉被洗 2、3 遍，更遑論穿脫衣物、沐浴、刷牙、剪指甲等，每件瑣事都需要借助兒子的雙手。公公遺忘所有語言和文字，即使大聲說話也無法理解，比手畫腳也無法照著做。

　　我常聽負責看護的家屬們表示，照護父母的時間越長，家人之間的歉意也越深。儘管是三代同堂，但僅僅只有四人的我們家，也只會對彼此感到抱歉。

　　在認知功能嚴重衰退之前，公公總為自己的病拖累兒子夫婦感到抱歉。雖然他每天都表示自己想回老家，懇求我替他購買火車票，但我們不可能讓生活無法自理的公公獨自返家。此外，即使我很清楚輕易改變失智症患者熟悉的生活環境沒有益處，但必須同時兼顧工作和育兒的我們，也沒辦法陪公公返回老家生活。

照護人，獨生子

無論他人怎麼說，先生無疑都是孝子。在公公生病之前，他每天早晚都會打電話問候，每週都會上網訂購食材和零食送回老家，每個月也固定往返6小時的車程回1趟老家。公公患病之後，他更是毅然決然辭去工作，專心看護公公。然而縱使有一片孝心，照護工作也會隨著時間流逝而變得越來越艱辛。不僅會妨礙到正常的社會活動，就連短暫的外出都不能安心，並因此越發抑鬱，而整晚無法睡上一個好覺，更會致使健康惡化。對罹患失智症後溝通困難、頑固不化的父親，先生高聲喝斥的情況也越來越多，但話一出口，他又會立刻轉身請求原諒，對我和孩子備感抱歉。

　　我也不例外。每回見到公公，內心的彆扭總讓我無法好好直視他的眼睛。還記得婚前雙方家長相見禮時，公公曾經告訴我的父母：「我沒有女兒，我會把唯一的兒媳婦當成女兒一樣疼惜。」身體健康的公公會單獨和我外出用餐，也會相約去附近郊遊，可說是相當親近。當先生去祭奠母親時，公公和我就坐在老家客廳裡聊天，或喝杯咖啡、聽著老歌。每當在電梯偶遇鄰居、被詢問我是不是他女兒時，公公總是顯得格外欣喜，但開始照護之後，我深切體會到兒媳終究不是女兒的事實。作為看護病患的家屬整整3年，不知從何開始，我唯一的心願就是能和先生、孩子一起過上安樂的家庭生活，但腦中光是冒出這種想法，就會感到自責。

我們 3 歲的孩子也是長照家庭的一員。當爺爺和媽媽同時感染新冠肺炎、爸爸獨自照護爺爺時，孩子總是訓練自己一個人躲在廚房角落。當爺爺因窒息發生緊急狀況時，從午睡被吵醒的孩子也不曾吵鬧，而是安靜地待著。在陌生而喧鬧的環境中，孩子感到害怕也在情理之中，但他卻盡自己最大的努力幫助了家人。爸爸和爺爺一起乘坐救護車去醫院，媽媽因為新冠肺炎自我隔離，孩子只能孤零零的一個人。我們 3 歲的孩子獨自看家、吃飯，我只能隔著一道緊閉的門，在房裡專注聆聽他的聲音。當公公出院後，孩子向我問道。

孩子：「爺爺為什麼經常去醫院？」
英媽：「因為爺爺生病了，不舒服才要去醫院呀！」
孩子：「爺爺生病了，我也會幫忙的。」
英媽：「嗯？」
孩子：「因為我現在還小，以後我也會幫忙，等我長大，就可以幫忙了。」
英媽：「……。」

孩子成熟的話語令我心疼無比，又對公公更加抱歉了。

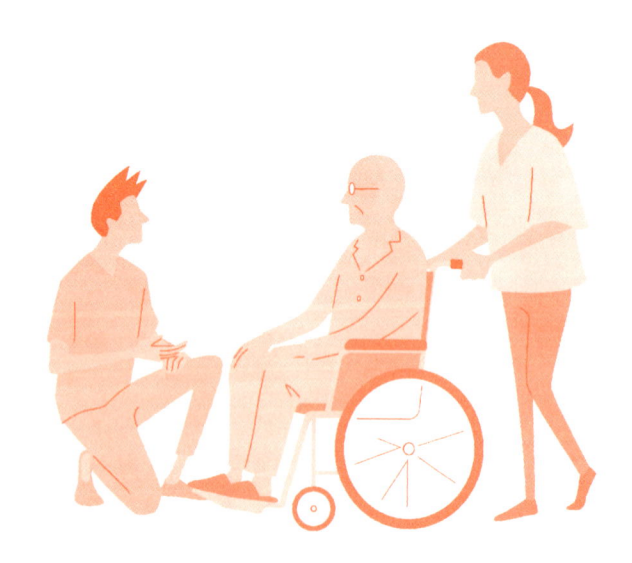

樂活筆記

- 照護者壓力不只體現在情緒層面，更會造成實質的健康損傷。應主動為照護者提供心理諮詢與喘息服務。
- 家庭照護應突破性別角色，鼓勵男性參與照護，建立平衡的照顧責任分工，也有助於提升長照品質。
- 長照不只是高齡照護課題，更牽動整個家庭的生活模式，應從社會福利、教育與醫療資源同步支持，改善全家人的生活品質、促進身心健康。

愛的真義

同理心，不忘初衷的心

　　過去身體硬朗的公公看護婆婆時，經常向我們講述他在醫院遇到人們的故事。不願回子女家而拒絕出院的老奶奶、對照護者及患者一直很親切的大學醫院科長，以及往年呼風喚雨的掌權者在晚年與病魔抗爭的生活，還有留學後出人頭地的兒子連母親葬禮都沒出席⋯⋯等各種老故事，主題也是五花八門。

　　坐在供照護者使用的簡易床榻上，觀察著病房裡的人們，公公應該也對自己的老年生活有了許多考量。婆婆去世後，他懷著絕不拖累獨生兒子的想法，努力為自己的晚年做足準備，無論何時，他總是兒子夫婦最堅實的後盾。我也曾下定決心，倘若有一天公公不幸罹病，我也會盡一己所能照顧他。

　　被診斷出失智症之後，公公的認知能力逐漸衰退，但在長期籌備養老的過程養成的良好生活習慣，對與病魔抗爭的生活發揮了很大幫助。特別是公公的飲食習慣優良，從年輕

時就菸酒不沾,每天精準按照早上 8 點、下午 1 點、晚上 7 點的時間表規律地用餐。除了三餐以外,他的點心就是 1 杯咖啡,還特別愛吃生拌菜[1]和生菜包飯等新鮮蔬菜,也喜歡肉類和海鮮,而且不常食用湯麵或泡麵之類的速食,可說是毫不偏食、相當節制的飲食。

飯後他總會立刻刷牙,不知是不是多虧了這個習慣,公公的牙齒狀況維持得很好,連牙醫都很訝異。擁有一口好牙的公公,即使是在與病魔對抗時,也能輕鬆地食用肉類、魚類和富含纖維的蔬菜。

儘管公公能好好吃飯已相當令人感激,但坦白說,對於懶散的兒媳而言,必須每天定時為公公準備好飯菜依然非常辛苦。週日早晨即使想多睡一下懶覺,還是得拖著惺忪睡眼和蹣跚腳步,早早起床進入廚房準備早餐,每當聽見壓力鍋咕嘟咕嘟炊煮著米飯,我心中的煩躁也不禁咕嘟咕嘟地沸騰。

已經好幾年我都無法回一趟娘家了,成天在公司和家之間來回奔波,連假日也得準備飯菜,我驀然感覺自己的處境

---

[1] 不同於與長時間熟成的泡菜,是將可生食的蔬菜洗淨後,就直接加入醬料生拌做成的小菜。

就像生活在 21 世紀的朝鮮婦女般刻苦。我端著滿是怨嘆的一桌早餐，敲響公公的房門。

英媽：「我的上帝啊！吃飯吧！」

不知是因為一大早睡眠不足而精神恍惚，或是急著做完早餐去參加週日彌撒，我竟然對公公脫口說出「上帝」兩個字。等我平復驚慌的心情，推開房門的一剎那，又一次慌了手腳。公公不在！我睜大眼睛往房裡張望，這才看清楚公公蓋著棉被躺在床上，瘦弱的身子被厚棉被蓋得嚴嚴實實，所以才不容易發現。我將早餐放到公公面前，看著他開始吃飯，隨後帶上了房門。

準備公公的早點時，我究竟說了些什麼，又在想些什麼呢？連為父母做上一桌飯菜都滿心不情願，那去教堂做彌撒，滿口關愛又有什麼用處？先前決定好好孝敬公公的決心都到哪兒去了？等到我老了、生病了，伸手接過孩子滿懷煩躁的飯菜，食不下嚥時又會是什麼心情？

遺忘盡孝的初衷，連煮一頓飯都嫌煩，這樣的自己讓我又是羞愧又是抱歉，不禁落下淚來。從那天之後，我每天懷著祈禱的心情備好每一頓飯，並將公公用過的碗盤洗得乾乾淨淨。

愛的真義

我同時想起第一天到護理之家工作時下定的決心,想起當時跟著一位韓醫師前輩去查房的情況。前輩不僅醫術高超,並且性格開朗、言談幽默,在患者之間備受歡迎。患者總是笑呵呵等著前輩診治,我深刻體會到除了針灸之外,對患者而言,情緒上的支持和安慰也是頗具療效的良藥。

第一次看診時,我就立下「一定要成為同時關照患者身心健康的韓醫師!」這樣的初衷,並盡心盡力為每位患者診療。需要自我精進時,我就翻閱書籍進修;需要激勵時,我就握住患者的手給予安慰。也多虧老人家們總能體會新手韓醫師的用心、體諒經驗不足的我,我才能以韓醫師的身分,一直在護理之家幸福地生活。

每當心情憂鬱、對日常生活感到厭倦時,我就會寫下日記、回顧這一天。我漸漸看見遺落初衷的自己:失去初心、熱情消退、驕矜自滿。比起理解為病所苦的患者,反而更關注自己心裡的負擔,只是抱持禮貌性的冷漠,對待孤獨在醫院生活、急需溫暖與關懷的老人家,而老人家很快就看清楚那隻手的冰冷。無論是作為救治患者的韓醫師,或是必須持續生活的一個人,這一瞬間我都深陷危機。克服危機的方式,就是讓自己重拾最初的本心,再一次憶起單純的初衷,往那個希望能同時關照患者身心靈的韓醫師

靠攏。就如福音中「愛你的鄰舍如同你自己」的戒律那般，當我老後生病時希望得到怎樣的診療，現在就該推己及人地對待我的患者。

我能給予的關愛與聖者崇高的愛相去甚遠，僅僅只是照顧父母、珍愛家人，向職場上遇到的每位患者伸出溫暖的手，這樣理所當然且平平無奇的愛。然而要持續實踐這應當又平凡的關愛，實屬不易。每當因為自私和吝嗇而變得軟弱時，我都會再次下定決心，從最親近的地方，分享小小的愛，成為不吝於愛人的人。倘若問我何為愛的真義，我想這麼回答：「將心比心，不忘初衷的心。」

告解聖事

在生與死的現場，
注視著他人的苦痛，
提筆留下日記、撰寫詩句，
是我無禮的偽善。
以年輕健康的嘴巴，
對著一天天年老力衰的人們，
述說對於疾病的了解，
是我不成熟的自滿。

我要告解除此之外,我未能認清的一切罪過,
望主寬恕我的過錯。

你是否至今仍將他們視作陌生人?
在這不公平的世界,唯一平等之事,
就是任誰都會老去,總有一天要面對死亡,
那就是歲月在你身上流逝的模樣。
你是否至今仍將他們視作病患?
別坐在教堂中尋求看不見的主,
去認識躺臥在病榻上、真正的耶穌吧!
在你的身側,我就是最渺小的存在。

喔!主啊!
感謝您今天也讓我領悟了自己的愚昧。
阿門。

樂活筆記

- 對年長患者而言,情緒上的支持和安慰也是稍微具療效的良藥。
- 良好的生活習慣不僅影響當下健康,也會延續到老年時期,成為減緩病情、延長自立生活的重要因素之一。

CHAPTER 3 | 居家照護和長照機構的決擇

照護的痛苦

避免長照悲歌再次響起

不久之前，發生一起 22 歲青年讓中風倒下的父親活活餓死的照護殺人案件。那名青年因涉嫌殺害親屬而遭到拘留，並被判處 4 年徒刑。據說，自從 10 年前母親離家出走之後，青年就與父親相依為命。隨著父親在 50 多歲時因腦中風病倒，這名平凡大學生就頓時陷入要一口氣承擔醫療費、生活費和看護的極端狀況。由於沒錢支付醫藥費，青年不得不讓父親中斷醫院的治療，在家獨自照顧父親，並不時到超商打工，拿取過期作廢的食物充飢。因為沉重的醫療負擔，催債的信件接踵而來，房屋租金、電話費、電費和瓦斯燃氣費一再拖延，陷入絕望的青年開始自暴自棄。見此情景，希望讓兒子從照護痛苦中解放的父親，囑咐兒子不准進房，直到自己離世為止。青年在門外痛哭著目睹父親過世後，便向警方自首[1]。

---

[1] 見參考文獻 21。Gwak GeunAh，〈不堪照護壓力，20 歲青年弒父案二審判處 4 年有期徒刑〉，KBS News，2021.11.10。

透過媒體不時披露的長照悲歌，不難窺見在全體社會的漠視下，被忽視的患者與照顧者的痛苦。雖然各界紛紛為那名青年請願，國務總理也公開表示將制定相應的保護政策，但事實上，韓國根本連家庭照護與照護殺人案件的正式國家統計數據都沒有。

2018 年，首爾新聞探索企劃部深入訪查法院判決文件、保健福祉部的全數自殺案件調查，以及中央心理剖析中心的心理剖析，採訪 2006 年至 2018 年照護殺人案件的情況，並刊載這些單位的證詞、發行了專刊。根據該次採訪內容發行的《照護殺人，154 人的告白[2]》一書，這段期間照護殺人的加害者共 154 人，犧牲者則有 213 人。

只要是擔負過照護工作的人，看完此書後，比起指責加害者，更能體會他們吐露鬱憤的情節，這種感情超越了單純的悲傷，對長照家屬的痛苦與煩悶產生共鳴，並對他們悲憤的吶喊無動於衷的世界深感怨懟。以父母、子女或配偶的身分開始的家庭照護，宛如看不見盡頭的隧道，將一家人全部禁錮在黑暗中，直至絕望。某日，一位家人毫無預警地倒下，他們便被照護工作纏身，經濟壓力飆漲，就在家人都將崩潰

2　見參考文獻 22。Yu YoungGyu、Im JuHyeong、Lee SeongWon、Sin YungAh、Lee HyeRi，《照護殺人，154 人的告白》，Ruach，2019。

之時，為了結束這漫無止盡的痛苦，他們選擇了殺戮。在此之中，加害者因罪惡感而做出極端選擇的情況也不計其數。

為了預防家庭內的長照悲歌，不能僅依賴照護者個人的犧牲，更應建立起社會的支援。根據《首爾新聞》針對 325 名家庭照護者進行的問卷調查結果顯示，受訪者最迫切希望能建立「家庭休假制度[3]」，其中以平均每人每日照護時間超過 10 小時的組別為最多，共有 44.3% 的人選擇此項，他們希望能在特定時間，有派遣助手或有短期設施協助照護患者這類支援，以能稍微喘一口氣。此外，受訪者也依序提出對經濟援助、增設專門長照機構、患者家屬的支援與諮商等的需求。

我們家因照護失智症的公公獲得老人長照保險的援助。韓國自 2008 年起推行老人長照險，針對 65 歲以上，患有失智症、腦中風、帕金森氏症等老年性疾病的患者，經由長照機構或居服機構等機關提供各式服務，只要向國民健康保險公會申請長照認證，並接受家訪、取得等級判定後，即可依據等級獲得居家補貼（日間或夜間照顧中心、到府沐浴及居

3　見參考文獻 23。首爾新聞探索企劃部，〈照護殺人，154 人的告白〉獨自承擔照護壓力，引發殺人衝動的惡夢──2「無止盡的枷鎖」多重照護工作，首爾新聞，2018.09.04 第七版。

家看護等）、機構補貼（入住長照機構），或獲得其他輔具的補助。公公也在符合長照等級的認證下，加入了附近的日照中心，可和其他老人家一起打發時間，這類服務對我們來說也是莫大的幫助。

我在家庭與職場協助照護老年患者的同時，也經常思索是否有比現在更好的方式能改善長照問題。我認為國家應對長照家庭展開全面性調查，制定確實反映照護者需求的實質性制度，並且支持照護領域的科技開發。

以當前的護理工作而言，無論居家、長照機構或護理之家，都是百分百仰賴人力進行照護。首先，護理之家的照護工作主要以一對多形式協助行動困難的患者，屬於高強度的勞動，但多半由照服員或外籍看護負責。即使照服員再有使命感，倘若不分晝夜地工作，也會遇到體力和精神上的極限，並導致衝突。再加上韓國已進入高齡社會（65歲以上人口占總人口數的14%以上），能撫養老年人口的青年人口持續縮減，照護人力也將嚴重不足。當各國走入超高齡社會（65歲以上人口占總人口數的20%以上），都會經歷老年人口財政負擔、照護人力不足、老老照顧（由老人照護老人）問題及長照悲劇等社會性問題，這也是各國致力於開發照護機器人的主要原因。

機器人照護的領域由全球最高齡國家日本引領先驅，最具代表性的案例包括：穿戴在腰部、使患者能移動的穿戴型機器人套裝；協助腿部力量不足的老人家走動的步行輔助型機器人；可幫助浴缸洗浴的設備；輸入投藥資訊後能定時自動配藥的機器人；能陪伴老人家做生活體操，或給予情緒穩定作用的陪伴型機器人……等[4]。照護工作最辛苦的莫過於處理患者的大小便，每天數度更換紙尿褲、清理排泄物，不僅是照護者沉重的負擔，對病患而言也是一種折磨。雖然有設置隔板，但在多人共同居住的開放空間裡處理排泄物，尷尬依然在所難免，我也經常在查房時，撞見患者正在更換紙尿褲的場景。

奶奶：「醫師啊！真抱歉。」
英媽：「老人家，怎麼了？」
奶奶：「又髒又臭的，真不好意思。」
英媽：「哪有人不會排便的？別為這種事擔心。」
奶奶：「我也沒想到自己能活那麼久，竟然活到要別人替我清理大小便的年紀。」

---

[4] 見參考文獻 24。Jeong YoungHyo，〈為因應高齡社會，日本寄希望於護理機器人〉，韓經日報。

聽見這樣的話語，內心總是沉重，即使上了年紀，我仍希望能靠自己走去洗手間方便，直到離開人間。排泄和人類的自尊心關係密切，若行動自如，能獨力去洗手間排泄，那自然是最好的；但若力不從心，我希望未來讓人臥床時也能靠自己排泄的裝備已經普及，每個人都用得到了。

　　未來等我成為老人，或許也會得到照護機器人的協助。在未來社會，大部分的人類勞動力都將由機器人取代，我猜照護領域也會由機器人負擔要角，說不定會像科幻電影所演的一樣，將照護工作託付給形似人類的 AI 機器人。屆時醫學發達，人人都能長命百歲，甚至真的活到 120 歲，等我們到了如此高齡時，子女也都已成了老人。雖然艱辛的工作都能由照護機器人承擔，而減少高齡子女的辛勞，但在不清楚未來 AI 時代究竟是烏托邦還是反烏托邦的情況下，持續為長照領域擔憂，依舊會是我的職業病吧！

> **樂活筆記**
> - 即使照服員再有使命感，倘若不分晝夜地工作，也會遇到體力和精神上的極限，並導致衝突。
> - 長照悲歌不難窺見在全體社會的漠視下，被忽視的患者與照顧者的痛苦。國家應對長照家庭展開全面性調查，制定照護者需求的實質性制度，並且支持照護領域的科技開發。

長照未完成的煩惱

誰來照顧我老去的父母？

　　最近，揭露長照機構對老人施虐或言語暴力的新聞層出不窮。由於我就在護理之家工作，對這類新聞尤其敏感，於是總會一字不漏地細讀報導的內容和留言。留言中，充斥著對長照機構的謾罵，認為這些機構多半被金錢蒙蔽了雙眼，將老人視作撈錢的手段，也有對子女痛心疾首的譴責，認為他們不侍奉父母、將老人家扔在長照機構。匿名群眾毫不留情的犀利批評排山倒海而來。

　　長期遭到忽視、被視為無名悲劇的種種照護殺人案件，也受到社會輿論關注被廣泛報導。任由腦中風父親餓死的青年；將患有失智症的母親騙上車、連人帶車送入海中的兒子；在看護先生十多年後，親手將他活活掐死的妻子；也有母親因家境貧寒、難以撫養殘疾子女，於是試圖殺害他們再輕生⋯⋯。每次看到這類案件，我都悲痛不已。儘管殺人無論如何都不能被正當化，但親身體會過照護的艱難，這類故事便不再像是事不關己的故事。

在家照顧生病的家人，如此偉大的犧牲為何終須走向駭人的結局？我雙眼顫抖讀著報導的留言，有人憤怒咒罵，主張嚴懲加害者；有人表示同情，認為當事人一定也難以承受；也有人斥責，認為承擔不了照護工作，就該送到長照機構，為何要在家中硬撐，直至做出極端的選擇，說法不一而足。然而有個回覆讓我印象深刻，使得所有嘈雜議論頓時靜默：「你們有親自看護過失智的父母嗎？如果沒有，就不要輕易論斷。在我照顧失智的媽媽時，我也曾整夜失眠，不受控地想著是要一起去死，還是將她送到療養院，但等媽媽上天堂了，卻連那樣痛苦的日子都令人懷念不已。」

　　居家照護往往是從某天家中突然出現一位患者開始的。縱使少數人可能會有充足的準備與照護經驗，但包含我在內，多數人都會對這樣突發的情況不知所措，又慌亂又茫然，長照機構照護則能依患者意願與健康狀況、家屬情況來決定。此外，過去幾乎無條件必須選擇居家照護，但近年來，選擇接受機關照護、在醫院迎向臨終的情況正逐漸增長。

　　我的熟人幾乎都會向我請教關於居家照護和設施照護的問題。當我開始在護理之家服務時，就連同齡好友都認為照顧老人仍是遙不可及的陌生故事。但隨著年齡增長，大家都漸漸成為照護老人的當事人，眼見上年紀的父母為病所困，

都開始為了要把他們留在家裡照顧或送往長照機構而糾結。我也不例外，即使我長期在長照機構工作，但作為近距離照護老年患者的從業人員，與負責奉養罹病父母的子女立場截然不同。當我真正面臨照護家人的情況時，也同樣會思索在什麼時候、作出怎樣的選擇才是最好的。再說，真如大部分人認為的，比起將父母送至長照機構，在家照顧父母就更孝順嗎？

有時，會有人偏頗地將長照機構貶抑為現代版「高麗葬[1]」，然而當我們長期在家中照顧重症父母時，自然也會考慮起長照機構的幫助。照護者將父母送到機構之前，必須充分與家人溝通商議，依據家庭情況選擇最合適的方式。有幾位子女一同分擔照護工作、相互依靠，應該是最理想的情況，但實際上這格外罕見。相反地，在照護病人的過程中，手足或配偶之間產生糾紛、健康惡化、失業等各種困難不知凡幾。

此外，長照機構虐待長者的案件容易被新聞大幅報導，但家庭內部迫害老人的問題往往不易暴露，父母反倒會協助

---

1 相傳韓國在高麗時代會將年邁父母背至深山遺棄，僅留下少數衣物和食物，任他們在山林溪谷中自生自滅，再就地掩埋。但實際上，此種駭人聽聞的風俗並無正統文獻記載，極有可能是以訛傳訛，或日帝強占期為削弱殖民地人民信念而捏造、刻意宣傳的故事。

隱瞞遭受不當對待的事實。實際上，2021 年老人專門保護機構接收到的 37 件舉報中，家庭內的不當對待占全體案件的 88%[2]。此外，將父母送至長照機構就需要醫療費、照護費，即使能從健康保險得到部分補助，照護者的自負額也不容小覷，加上機關照護沒有期限，短則數月，長則十餘年，每月都要定期支付住院費，因此子女讓父母住進長照機構，也要承擔巨大的經濟壓力。

若患者接近臨終，也需要考慮相關問題。過去，在家中離世且舉行葬禮的情況占大多數；但近年來，在醫院過世、在殯儀館舉行葬禮的情形更加普遍。若病患是在醫院離世的，當病情嚴重、較為痛苦時，便可及時接受緩解疼痛等照護措施，過世後葬禮的程序也相對簡單。但在家中準備臨終的話，可能需要備有醫用病床及氧氣呼吸器等醫療器材，程序比較複雜一些。

身為長照從業人員，朋友們總會訝異地問我：「妳本身就在護理之家工作，為什麼選擇在家看護公公？」我總是說，那是送進照護機構的前一個階段。

2　見參考文獻 25。Gi JeongHoon，〈因新冠肺炎長期同住……遭受配偶虐待的老人人數激增〉，YTN，2022.06.15。

在家照護有一天得住進長照機構的父母，雖然具有道德上的意義，但對子女來說，這也是相當必要的經驗。貼身觀察、照顧和自己最相似也最珍愛自己的家人老去，這過程也是反思人生的寶貴時間。此外，守護因老年疾病受苦的父母，也能更坦然堅毅地接受最終的死亡，我們將能更加感激護理從業人員的辛勞，並更積極地傾聽關於老人長照的社會問題。

當再思念也無法見到父母的那天到來，不僅是美好的回憶，就連辛苦的照護時光也會令人備感懷念。在將公公送往長照機構之前，先生決定盡最大努力在家看護他的理由，或許某方面也是為了自己。

總有一天，我們必須讓公公住進長照機構。畢竟先生作為一家之主，不能無止盡地放棄經濟活動，只顧著照護長輩。而且隨著公公的病情日益加劇，居家照護也會越發困難。在此之前，我希望能盡可能尊重先生在家看護公公的時光。

我們家既是獨生子女家庭，也是雙薪、僅有一位老人的家庭，可說是當今最具代表性的家庭類型，我們夫妻的照護經驗，或許能給予處在相似情況的家庭一個深思居家照護的契機。雖然每個家庭都得依情況選擇居家照護或機構照護，

但最重要的，莫過於持續關照父母、守護他們身而為人的尊嚴直到最後的心意。

韓國在 2017 年進入高齡化社會，預計將會在 2026 年變成超高齡化社會，再過幾年，韓國全體國民每 5 人當中就有 1 人成為老人。長輩的長照問題不再只是他人之事，將成為我們需要面對的問題、所有家庭的現實與整個社會的課題。是時候跨越對於居家照護及長照機構的探討，以國家角度來解決長照議題了。衷心盼望每個人都能抱持關注自身未來的想法，去關心老人長照與福祉的議題，提前制定計畫、未雨綢繆。

> **樂活筆記**
> - 守護因老年疾病受苦的父母，也能更坦然堅毅地接受最終的死亡，將能更加感激護理從業人員的辛勞，並更積極地傾聽關於老人長照的社會問題。
> - 照護者將父母送到機構之前，必須充分與家人溝通商議，依據家庭情況選擇最合適的方式。
> - 專業不等於共感，唯有走入現場、成為照護當事人，才能真正理解病人的痛、照護者的苦、社會的沉默。

不孝子的哭泣

倫理與社會觀感的衝突

　　每當因照護公公心力交瘁時，我總會忍不住向娘家的媽媽埋怨。然而孝敬婆婆長達 26 年的親媽，對侍奉婆家僅 3 年的女兒滿腹牢騷卻毫不留情。

英媽：「媽！照顧公公真的太累了。」
母親：「對妳公公好一點，不要日後才來後悔。」
英媽：「媽，妳不是比誰都更理解我的處境嗎？就聽我說兩句嘛！」
母親：「我當然知道妳很累。但妳公公只有這麼一個兒子，當然得由你們夫婦照顧啊！想想去世的奶奶，將公公當作奶奶一樣好好孝敬。」

　　只要媽媽一提起奶奶，我就說不出話來。每次想起 20 年前過世的奶奶，我就不由自主地想起那一天的事。

我正在廚房吃著飯,奶奶對我說一些話(內容已記不清楚),那些話就像是日常不過的嘮叨,我什麼也沒回答。奶奶垮著臉向我問道:「妳最近怎麼老是不回答?」顯得格外傷心。我是奶奶的長孫女,在同一個屋簷下生活二十多年,也積累了許多美好回憶。儘管如此,我每回想到奶奶,那天的光景總是第一個浮現腦海,有時也會在睡夢中哭著醒來,想著我為什麼要那樣?為什麼?早知道回奶奶一句「好!」就好了。一次不成熟的舉動,在心中永遠留下刻骨銘心的懊悔。

　　每當思念逝世的奶奶,我就會打開曾和奶奶一起看過的電視節目。奶奶最喜歡的節目是《歌謠舞台》,儘管音準和節拍都亂成一團,奶奶還是熱愛一首接一首地跟著輕唱老歌,她枕著枕頭,睡眼惺忪地哼唱的模樣歷歷在目。每到父母節[1]所在的5月分,《歌謠舞台》一定會選唱〈不孝子的眼淚〉這首經典歌曲,每當聽見這首歌,全國兒女也會隨之想起對父母或大或小的頂撞,不禁淚水盈眶。

　　在護理之家服務,我也經常看到為人子女的眼淚。在入院當天,患者通常會與身為照護者的子女一起到醫院。年幼

---

[1] 韓國的5月為家庭月,其中5月8日為父母節。

時是堅強可靠監護人的父母，如今已經年老病弱，在孩子們的保護下住院，作為兒女的心情自然是又遺憾又悲傷。有些人甚至會流著淚水表示，將父母送到長照機構似乎是不孝。

然而在核心家庭早已普及的現今，將居家照護當作天經地義、將送往長照機構視為不孝並不正確。健康的老人在家中與家人一起幸福生活當然是最好，但往往生病了，情況就會急轉直下。倘若是由上了年紀的配偶負責照護，配偶更容易受照護之累而積勞成疾，如此一來，看護責任自然會落到兒女身上。但居家照護對子女而言也絕非易事，無論是手足或配偶之間都可能發生紛爭，而照護者若是負責家庭生計的支柱，甚至可能遭遇經濟困難。

在我自己經歷過居家照護後，反而看見更多因病住院的患者。居家照護不僅需要負擔大量的體力工作，還有情緒上的勞動。為了在家照顧公公，我們夫妻得輪流留職停薪，然而在收入減半的情況下，比起經濟上的痛苦，精神上的折磨更加難以承受。在工作崗位上為老年患者治療時，我甚少受到精神壓力，但在家中照護公公時，我卻總是嘆息連連、淚流不止；在照顧老年患者時，我能不受情緒影響，順利履行自身職責，但即使真心想為公公盡一份孝心，依然備感壓力。照看父母，往往比照顧他人更加困難。

無獨有偶，與我從事相同職業的同事們也認為，看護父母比照顧患者更艱難。我們往往會將父母的病痛看得更嚴重，儘管這是人之常情，但這也表示居家看護對照護者或患者，都不見得是百分百最好的選項。病患們也表示，與其躺在家中牽累家人，索性住進長照機構心情反倒舒坦。

　　遭遇家庭暴力、難以對外啟齒的老人又該如何是好？從韓醫大學在學時期起，我為社區內低收入戶的老人家進行7年的醫療服務，在當地，我便見到許多與家人同住卻得不到應有照顧、為貧窮與病痛所苦的老人，他們不是拖著年老體弱的身體擔心家中生計，就是艱難地盡力幫助子女。

　　某個平安夜，我和同事們一起進行了義診，老人們總是蝸居在蜿蜒幽暗的小巷各處。那天，我們去拜訪某位獨居老人，一踏進家門，便有一陣寒風迎面而來，陽光普照的屋外反倒比陰冷的家中更加暖和。屋中，盛在碗中的水早已凍得硬邦邦的，而老人家只能瑟縮著依靠1條電熱毯和1把電熱水壺熬過嚴冬。由於兒女早已失去聯繫，老人家連基本生活保障津貼都無法取得（直到2021年，受益者家庭撫養義務人標準才得以放寬[2]），手頭拮据的老人家只能藉著1塊膏

2　見參考文獻26。大韓民國政府部落格，〈廢除基本生活保障津貼撫養義務人標準〉，2021。

藥稍稍緩解身上的疼痛。親眼目睹貧困且病弱長者的生活實況，讓我下定決心要持續致力於老人醫療及福利工作，有一天也會成為老人的我，希望能為長者們創造一個更加幸福的世界。

如上述，對於家庭照顧不足、獨居老人或遭受家暴的老人等社會問題，長照機構可以是一種解方。在長照機構層級所能做的努力，便是結合國家與醫療界的力量，為老年患者提供舒適的住院生活，持續改善醫療服務。

每次在媒體看到療養院或長照機構的負面新聞，我也認為相當嚴重，甚至不由得感到憤怒與恐懼。每天在護理之家工作、以照護患者為己任的我尚且如此，對於不曾到訪長照機構的人而言，這些負面消息無疑是巨大的衝擊。帶著高度倫理與職業意識照護患者的同事們也表示，每次看到這類報導，都不禁感到失望空虛。

即使長照機構無法提供符合所有使用者需求的服務，至少必須嘗試改善、消除患者與照護者的擔憂。同時，我們也應透過國家層面的改革，明確區分各類長照機構的功能與角色，擴大長照政策整體的公共性。

在韓國，療養院為適用國家健康保險的醫療機關，必須定期接受監督管理，醫療人員、照服員及其他人力都要對應收容患者人數，根據多種標準，按照診療部門與季度接受評價，分為 1 到 5 等，可取得不同的津貼。此外，韓國政府自 2013 年起，也引入長照安養院所認證制度，透過動態追蹤調查、系統追蹤調查等方式，讓醫院整體在患者管理、設施管理、職員教育、安全和經營等方面接受評價和監管。

　　長照機構也會為了與周邊的其他院所競爭，自行改善患者的權利與生活，持續進行投資、努力創造更優質的環境。此外，為了過上舒適的長照生活，除了國家與長照機構的幫助外，也需要患者個人的努力。一如校園生活、職場生活的新人教育一樣，我們也需要做足事前準備，才能獲得優質的長照住院生活，畢竟老人家往往長期生活在熟悉的家中，突然轉換到陌生環境，要適應新的開始，確實困難重重。

　　我們選擇居家照護患有失智症的公公。即使公公為了不給子女造成負擔，很早就開始勤加運動、控制飲食，甚至為了養老做好經濟上的準備，但突然患上失智症，生活還是出現 180 度的轉變。為了患病的公公，我們 3 年來傾注心力照護，也為了準備讓他入住長照機構，正在思考、嘗試多樣的方法。

考慮到公公在老家長期獨自生活，重新適應長照機構的集體生活會相當困難，我們便建議他白天到日照中心，透過各種活動與他人交流。在居家照護的過程中，他也一直持續這樣的社會活動。儘管一開始公公心懷抗拒，但幸虧在中心與家人的努力下，公公也適應良好。對於一直蝸居家中、因無力感和失智症漸漸喪失語言能力的公公而言，日照中心的同齡朋友給他帶來很大的安慰。

　　此外，為了習慣吃親手調理的食物、不太外食的公公，我們也盡量讓他接觸多樣化的餐點，降低他對陌生飲食的反感。長照機構的老人家經常對餐點有所不滿，特別是廚藝特別好的長輩往往很難適應，明明是同樣的飲食，有些人覺得過鹹，有些人認為過淡。此外，牙齒保健對飲食也很重要，公公一直維持飯後立刻刷牙的優良習慣，也定期接受牙科檢查，除了幾顆植牙以外，牙齒健康非常良好。

　　在護理之家，我見過許多老人家都戴著假牙，儘管如此，食物也依然不合胃口或難以咀嚼，適應上困難重重。此外，沒有牙齒或咀嚼困難，意味著只能食用粥品、米湯等流質食物，但餐餐都吃流質食物，不僅營養價值低，容易身體無力，消化器官的機能也會隨之減弱。

為了維護關節健康，運動也是不可或缺的。關節運動範圍受限、肌肉出現不正常的「萎縮」現象，以及皮膚因受到壓迫而壞死、形成潰瘍的「褥瘡」，是老年病榻上最折磨人的疾病。雖然公公已經不能像過去一樣進行高強度的有氧運動、肌肉運動，但為了預防肌肉萎縮和褥瘡，我們會不時引導他進行簡單的床上運動。即使認知功能減弱，肌肉習慣也會長期留存，因此必須將簡單的徒手運動養成習慣。

最困難的問題則是排泄。老年人隨著步行減少、大腸運動不順暢、牙齒不適而無法攝取纖維食物等問題，加上因各種疾病需要服用的藥物增加，也經常會引發便祕。因此我們盡可能讓公公攝取充足的水分、提供能預防便祕的餐點，並讓他養成有規律的排便習慣。為了因應大小便失禁，也要熟悉成人紙尿褲的使用。

比起教育小孩生存的方法，教導失智老人不要輕易遺忘生活的方式更加困難。無論是居家照護公公，或送他入住長照機構，我們夫婦作為照護者，都會盡最大的努力。即使公公遺失了時間，我們也會牢記與公公共度的時光，只盼子欲養而親不待的那一天，能不留遺憾。

雖然國家和長照機構都致力於改善老年患者的晚年生活，但我比誰都清楚，要走的路還相當漫長。從我親手照護的患者、罹病的父母開始，我願盡一己之力，讓他們能在更舒適的空間度過安穩的餘生。作為從業者、照護者及未來的老人，我會不斷地努力，直到長照機構成為所有老年患者和家屬最佳選擇的那天到來。

樂活筆記

- 居家照護對子女絕非易事，無論是手足或配偶之間都可能發生紛爭，而照護者若是負責家庭生計的支柱，甚至可能遭遇經濟困難。

- 對於家庭照顧不足、獨居老人或遭受家暴的老人等社會問題，長照機構可以是一種解方。

- 為了預防老年常發生的肌肉萎縮和褥瘡，請要引導長者做簡單的床上運動。即使認知功能減弱，肌肉習慣也會長期留存，因此必須將簡單的徒手運動養成習慣。

後記

藉由信任關係預習晚年

「Rapport」為法語，意指「信任關係」，也意指醫療人員和患者之間的信賴程度。在醫療上，信任關係是不可或缺的，畢竟缺乏良好的信任與溝通，療程將困難重重。

建立健康的信任關係至關重要，在長照機構更是如此。由於長照機構的特殊性，許多患者都會在院中待到生命最後一刻，也就是到臨終前，醫療人員都會伴隨左右。若是外部醫院，只要對 A 醫院的診療有所不滿，隨時都可以轉到 B 醫院，但在長照機構要轉院相當不容易。

在護理之家首次面對病患時，我也想盡可能建立「不拒人千里、不過度干涉、距離適當的」信任關係。然而歷經數十個春秋的同甘共苦，我不斷地透過老年患者的人生，思索自己的生命軌跡與老年生活。在為患者診療時，比起同情，我更容易抱著換位思考的同理心。

小時候,我最大的煩惱就是「數學」,但從學校畢業之後,我察覺人生中比數學更困難的問題比比皆是。數學不好,我可以去補習班預習,但人生卻是變幻無常、無法預知的領域,一旦在試卷填上錯誤答案便無法修改,現實的冷酷令人畏懼。倘若年輕健康,或許尚有解決人生難題的力量;但若年老體衰,我們就不得不面對那張最困難的考題「老年生活」。

　　透過信任關係,生老病「師」有意無意地為年輕的我拋來晚年的解答。即使不是百分之百正確的答案,也足以不斷地向我提出關於人類生老病死的議題。我在日記中收集、記錄每一位生老病「師」的日常,作為應對最困難的人生課題「老年生活」的參考書。

　　今天的我也不例外,在既是我的工作場域、也是學習空間的護理之家病房中,對我的人生導師、生老病「師」們送上一句問候:「早安,昨晚您睡得好嗎?」

藉由信任關係預習晚年

附錄

選擇長照機構須知

文／柳營奇美醫院行政副院長　林振冬

當長輩身體狀況已無法在家由家人全天照顧，「居家醫療照護」或「社區照顧關懷」兩大類服務也難以適當支援時，就必須考慮「住宿式的照顧」服務機構。各類機構必須接受主管機關的輔導、監督、考核、檢查及評鑑，以確保機構的效能、提升服務品質，更得以提供民眾選擇時參考。

如下有幾種類型的住宿式照顧機構可供選擇，分別由老人福利機構設立標準、身心障礙福利機構設置標準、長期照顧服務機構設立標準所規範。依其照顧對象，分類如下：

一、長期照顧機構

如老人福利機構、榮譽國民之家（養護型）、一般護理之家、精神護理之家。又分為下列 3 種類型：

（1）長期照護型：照顧罹患長期慢性病、需要醫護服務及他人照顧的老人。

（2）養護型：照顧生活自理能力缺損、需他人照顧的

老人，或需鼻胃管、胃造廔口、導尿管等護理服務需求的老人。

（3）失智照顧型：照顧神經科、精神科或其他專科醫師診斷為失智症中度以上，具行動能力且需受照顧的老人。

二、安養機構

需他人照顧、無扶養義務親屬、扶養義務親屬無扶養能力且日常生活能自理的老人，如老人福利機構（安養型）、榮譽國民之家（安養型）。

三、身心障礙福利機構

照顧身心障礙者。

四、住宿式長照機構

照顧身體或心智功能部分或全部喪失，致其日常生活需他人協助者。

為了緩解使用者的家庭經濟負擔，衛生福利部有「住宿式服務機構使用者補助方案」，自 2023 年起，針對長照需要等級達 4 級以上的住民，調增補助為每人每年最多達 12 萬元。決定住宿機構前，還有以下三點供參考，願大家「老有所終」：

一、參觀住宿機構

可以的話,帶著長輩一同前往,了解地點是否適當、環境是否安全、照護人員的態度、住友長輩的反應,並盡量滿足長輩的需求。

二、建立家庭共識

子女間要充分溝通,甚至要對親友說明,別讓長輩因為不同的意見而無法安心入住。

三、持續探視與關懷

經常的陪伴能讓長輩更安心,不會產生被遺棄的感受。

更多資訊可詢問衛福部長照專區（1966專線）、各地方政府的社會局老人福利科、長期照顧管理中心、衛生福利部長期照顧司等。

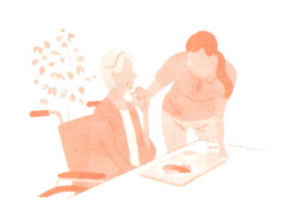

參考網站來源

全國法規資料庫、我的E政府、國軍退除役官兵輔導委員會、衛生福利部中央健康保險署、衛生福利部社會及家庭署、衛生福利部長期照顧司、衛生福利部護理及健康照護司。

參考文獻

1. Baik Sungho,〈「解剖 350 具屍體讓我看見人生。」攻讀醫大 6 年,這位男子的去向〉,中央日報,2021.01.01。
2. 韓國動畫電影主題曲集錦,「Oh！英心」。
3. 南韓統計廳國家統計資料庫(Kosis),「預期壽命」。
4. Vasilis Kontis, James E Bennett, Colin D Mathers, Guangquan Li, Kyle Foreman, Majid Ezzati. Future life expectancy in 35 industrialized countries: projections with a Bayesian model ensemble. Lancet. Apr 1;389(10076):1323-1335.2017。
5. 南韓統計廳國家統計資料庫(Kosis),「統計出生率」。
6. Won DaYeon,〈投入數百億韓元也未能阻止人口減少,除金錢補助外,更應打造適合生育的環境〉,EDaily,2022.07.28。
7. Naver 網路辭典,「照護者」。
8. 南韓統計廳,〈2021 年人口及住宅普查登記式普查結果〉。
9. 大韓民國政策簡報,〈2021 年結婚／離婚統計〉。
10. Vasilis Kontis, James E Bennett, Colin D Mathers, Guangquan Li, Kyle Foreman, Majid Ezzati. Future life expectancy in 35 industrialized countries: projections with a Bayesian model ensemble. Lancet. Apr 1;389(10076):1323-1335.2017。
11. 大韓民國政策簡報,〈2020 年老人實際狀況調查〉。

12. 保健福祉部──韓國生命尊重希望財團，《2021自殺預防白皮書》，保健福祉部，2021。

13. Hyungchul Park, Il-Young Jang, Hea yon Lee, Hee-Won Jung, Eunju Lee, Dae Hyun Kim, 2019, Screening Value of Social Frailty and Its Association with Physical Frailty and Disability in Community-Dwelling Older Koreans: Aging Study of PyeongChang Rural Area, 16(16):2809. 2019。

14. Eunsoo Choi, KyuMan Han, Jisoon Chang, YounJung Lee, KwanWoo Choi, Changsu Han, ByungJoo Ham. Social participation and depressive symptoms in community-dwelling older adults: Emotional social support as a mediator, Journal of Psychiatric Research Volume 137:589-596. 2021。

15. Kim Yong，〈孝順的先生、小姑與長照機構……中年女性的淚水〉，kormedi.com〔Kim Yong's healthand〕，2022.07.19。

16. Jeon JunBeom，〈韓人預期壽命延長，對失智症的恐懼也隨之增加〉，Chosun Biz，2022.03.24。

17. 〈上帝為第三順位〉https://www.mariasarang.net/bbs/bbs_view.asp?index=bbs_brother4&no=714

18. 申海澈，〈50年後的我〉（50 Years After），〈myself〉，1992.01.01。

19. 無限軌道，〈當我們生命將盡的時候〉（When Our Lives Are Almost Over），《當我們生命將盡的時候》，1989.06.01。

20. Naver 網路辭典，「戰爭遺孀」。

21. Gwak GeunAh，〈不堪照護壓力，20歲青年弒父案二審判處4年有期徒刑〉，KBS News，2021.11.10。
22. Yu YoungGyu、Im JuHyeong、Lee SeongWon、Sin YungAh、Lee HyeRi，《照護殺人，154人的告白》，Ruach，2019。
23. 首爾新聞探索企劃部，〈照護殺人，154人的告白〉獨自承擔照護壓力，引發殺人衝動的惡夢──2「無止盡的枷鎖」多重照護工作，首爾新聞，2018.09.04第七版。
24. Jeong YoungHyo，〈為因應高齡社會，日本寄希望於護理機器人〉，韓經日報。
25. Gi JeongHoon，〈因新冠肺炎長期同住⋯⋯遭受配偶虐待的老人人數激增〉，YTN，2022.06.15。
26. 大韓民國政府部落格，〈廢除基本生活保障津貼撫養義務人標準〉，2021。

今天遇見第三人生

長照醫師在診療時記錄生老病死每一刻，
讓你學會照護長輩、從容迎接晚年生活

作　　　者｜金珍賢
譯　　　者｜林季妤
社　　　長｜林宜澐
副 總 編 輯｜葉菁燕
選 書 執 行｜Carol Yeh
潤 稿 校 對｜謝佩親
設 計 編 排｜陳姿妤
行 銷 經 理｜徐緯程

出　　　版｜蔚藍文化出版股份有限公司
地址：110408 台北市信義區基隆路一段 176 號 5 樓之 1
電話：02-2243-1897
臉書：https://www.facebook.com/AZUREPUBLISH/
讀者服務信箱：azurebks@gmail.com

總　經　銷｜大和書報圖書股份有限公司
地址：248020 新北市新莊區五工五路 2 號
電話：02-8990-2588

法 律 顧 問｜眾律國際法律事務所　　印　　　刷｜世和印製企業有限公司
著作權律師：范國華律師　　　　　　Ｉ　Ｓ　Ｂ　Ｎ｜978-626-7275-80-1
電話：02-2759-5585　　　　　　　　定　　　價｜420 元
網站：www.zoomlaw.net　　　　　　　初 版 一 刷｜2025 年 07 月

> **版權聲明**
> 오늘도 요양병원에서 인생을 만납니다 (I'm going to meet my life again today at a nursing hospital) Copyright © 2024 by 김진현 (KIM JINHYUN, 金珍賢) All rights reserved. Complex Chinese Copyright © 2025 by Azure Publishing House Complex Chinese translation Copyright is arranged with Slodi Media through Eric Yang Agency

◎ 書系：樂活養生 MH 005
◎ 版權所有．翻印必究。本書若有缺頁、破損、裝訂錯誤，請寄回更換。

國家圖書館出版品預行編目（CIP）資料

今天遇見第二人生：長照醫師在診療時記錄生老病死每一刻，讓你學會照護長輩、從容迎接晚年生活 / 金珍賢作；林季妤譯. -- 初版. -- 臺北市 ：尉藍文化出版股份有限公司，2025.07　面；　公分.
譯自 : 오늘도 요양병원에서 인생을 만납니다
ISBN 978-626-7275-80-1(平裝)

1.CST：長期照護　2.CST：老人養護　3.CST：居家照護服務　4.CST：機構式照護服務